Juan Fco. Plaza Torres

Viajando sin Malaria: Riesgos para Viajeros Internacionales

Juan Fco. Plaza Torres

Viajando sin Malaria: Riesgos para Viajeros Internacionales

Principios de su Práctica Clínica y Medidas de Prevención

PUBLICIA

Impressum / Aviso legal
Bibliografische Information der Deutschen Nationalbibliothek: Die Deutsche Nationalbibliothek verzeichnet diese Publikation in der Deutschen Nationalbibliografie; detaillierte bibliografische Daten sind im Internet über http://dnb.d-nb.de abrufbar.

Información bibliográfica de la Deutsche Nationalbibliothek: La Deutsche Nationalbibliothek clasifica esta publicación en la Deutsche Nationalbibliografie; los datos bibliográficos detallados están disponibles en internet en http://dnb.d-nb.de.

Coverbild / Imagen de portada: www.ingimage.com

Verlag / Editorial:
PUBLICIA
ist ein Imprint der / es una marca de
OmniScriptum GmbH & Co. KG
Bahnhofstraße 28, 66111 Saarbrücken, Deutschland / Alemania
Email / Correo Electrónico: info@omniscriptum.com

Herstellung: siehe letzte Seite /
Publicado en: consulte la última página
ISBN: 978-3-8416-8268-0

VIAJANDO SIN MALARIA: Riesgo para Viajeros Internacionales.
Principios de su Práctica Clínica y Medidas de Prevención

Juan Fco. Plaza Torres

VIAJANDO SIN MALARIA: Riesgo para Viajeros Internacionales.
Principios de su Práctica Clínica y Medidas de Prevención

AUTOR:

- **Juan Fco. Plaza Torres**.

Doctor en Medicina y Cirugía. Especialista en Medicina Familiar y Comunitaria. Posgrado de Especialización en Enfermedades Tropicales. Profesor Universitario habitual de programas de posgrado. Autor de 7 libros y más de 30 artículos en revistas de interés científico. Experiencia de campo en Salud Internacional, Medicina del Viajero y Atención a población Migrante en países de África, Asia y América desde hace más de 15 años.

A mi mujer Mercedes, a mis hijos: Ana, Juan y a mis padres por el apoyo que me dan cuando estoy lejos de mí querida España y por saber que siempre me esperan con los brazos abiertos.

A mis compañeros, profesionales de la Sanidad, con los que he compartidos vivencias y experiencias inolvidables en nuestros viajes profesionales por África, América y Asia desde hace más de 15 años.

A todos ellos GRACIAS.

La malaria o paludismo es una enfermedad grave, potencialmente mortal, que se adquiere normalmente por la picadura de mosquitos infectados del género Anopheles, infectado por una de las cuatro especies del parásito 'Plasmodium'. Cada año se registran entre 300 y 500 millones de nuevos casos de malaria en el mundo, y al menos el 90 por ciento se concentra en el África subsahariana.

En los últimos años se ha producido un gran aumento del turismo a países exóticos, así como también los viajes de aventura. Son precisamente los países con mayor riesgo de malaria, como algunos del continente africano, los que más crecimiento turístico están experimentando por lo que se trata de una enfermedad estrechamente ligada a los viajeros, de hecho, el 10 por ciento de los turistas viajan a zonas en las que corren un gran riesgo de contraer malaria.

En el caso de España se dan más de 400 casos de malaria al año, el 60 por ciento de ellos aparece en turistas que han visitado zonas de riesgo sin haber tomado las medidas preventivas adecuadas. El riesgo de adquisición de esta enfermedad depende de factores como la zona concreta que se visite; la duración del viaje; la época del año, el tipo de viaje, las medidas preventivas que se hayan tomado. La prevención es eficaz especialmente en los viajes cortos (menos de 21 días) y siempre que se evite la época de lluvias.

Con esta obra nos planteamos conocer las principales características de la malaria que deben conocer los profesionales de la salud que se inician en este campo de la Medicina, así como analizar las principales medidas para la prevención de estas enfermedades por parte de los viajeros: educación sanitaria, protección frente a las picaduras de mosquitos realización de la quimioprofilaxis adecuada y en determinados casos conocer las pautas de autotratamiento.

INTRODUCCION

El hombre, nunca en su historia, ha tenido la capacidad de desplazarse como en la actualidad: cada vez viaja con más frecuencia (1.227 millones de personas cruzaron en 2015 alguna frontera en sus viajes), de manera más rápida, y a lugares más distantes. Los motivos son múltiples: migratorios, catástrofes, militares, turísticos, comerciales, etc.

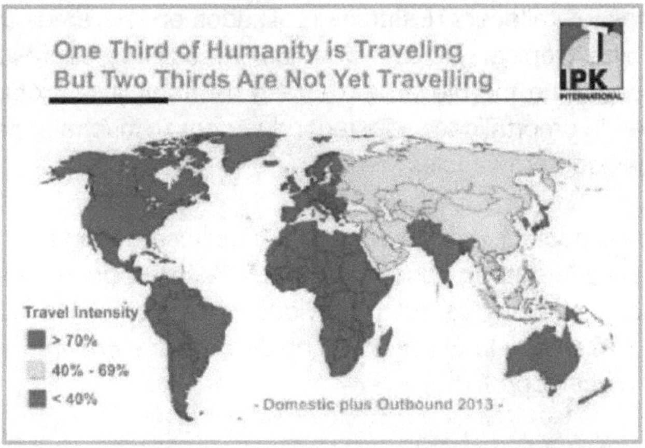

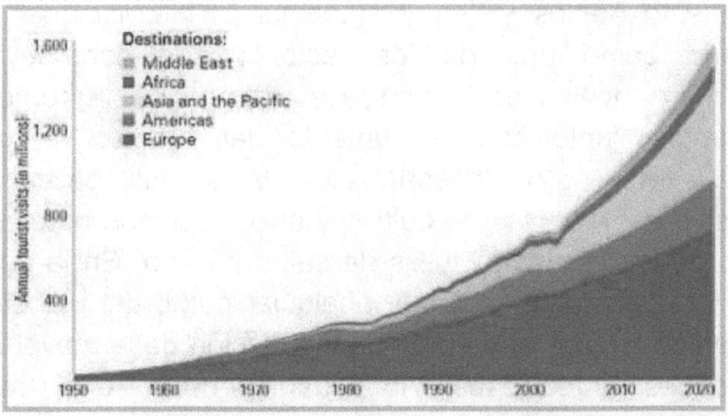

Y estos viajes internacionales pueden plantear riesgos sanitarios, dependiendo de las características de los viajeros y de los viajes. Los viajeros pueden encontrarse con cambios repentinos y considerables de altitud, humedad, flora microbiana y temperatura, que pueden derivar en enfermedades.

Es difícil dar datos exactos de los problemas de salud durante un viaje internacional, pero se ha estimado que por cada 100.000 viajeros/mes a los trópicos, 50.000 tendrán algún problema de salud, 8.000 se encontrarán lo suficientemente enfermos como para consultar a un médico durante el viaje, 5.000 pasarán algún día del viaje en cama a causa de la enfermedad, 1.100 sufrirán algún grado de incapacidad durante o después del viaje, 300 serán hospitalizados durante el viaje o al regreso, 50 serán evacuados o repatriados y 1 fallecerá. Estudios realizados en diferentes unidades de medicina tropical indican que las infecciones representan la primera causa de morbilidad al regreso de un viaje al trópico, y un 2-3% de la mortalidad; destacando como muchas de estas infecciones son prevenibles.

El riesgo de adquirir una enfermedad infecciosa durante un viaje es variable y viene determinado, entre otros factores, por el destino del viaje, tipo y duración de éste, actividades de exposición realizadas durante el mismo, y la utilización o no de medidas preventivas como vacunas o quimioprofilaxis.

El incremento de los viajes y el comercio internacional ha sido identificado como uno de los factores que contribuyeron al desarrollo y diseminación de los patógenos emergentes y reemergentes; junto con el aumento demográfico, el progreso industrial y tecnológico, la adaptación de los microorganismos, el uso abusivo de la tierras de cultivo y otros recursos naturales, y el deterioro de las infraestructuras de salud pública. En la actualidad existe la posibilidad de alcanzar cualquier punto del planeta en 36 horas, tiempo inferior al periodo de incubación de la mayoría de las enfermedades infecciosas, lo cual permite una magnífica oportunidad a los microorganismos para su difusión mundial.

El Centro de Control de Enfermedades Infecciosas (CDC) de EEUU ha designado a las enfermedades de los viajeros, inmigrantes y refugiados como una de las áreas diana sobre las que actuar dentro de la estrategia de prevención de la emergencia de las enfermedades infecciosas para el futuro inmediato.

Una de estas enfermedades a las que puede estar expuesto los viajeros es el paludismo o malaria, enfermedad grave, con resistencia a los fármacos antipalúdicos cada vez mayores, endémica en más de 100 países y que son visitados anualmente por más de 125 millones de viajeros. El paludismo en la actualidad un riesgo para los viajeros que viajan, suponiendo la primera causa de enfermedad infecciosa por complicaciones graves y muertes en viajeros, con 10000 a 30000 casos anuales.

Para evitar la posibilidad de adquisición de enfermedades en un viajero se torna de vital importancia que reciba un consejo sanitario antes de su partida, preferible un consejo individualizado, que se realiza tras la valoración de los riesgos específicos a los que va estar sometido. De esta forma se evita la administración indiscriminada de medicamentos (que no están carentes de efectos secundarios, que cuestan dinero y que suponen una incomodidad y estrés para el viajero) o la protección insuficiente (con la consiguiente morbimortalidad del individuo y el hipotético riesgo de diseminación de la enfermedad).

La malaria se ofrece como la enfermedad más paradigmática a la hora de hablar de Medicina del Viajero, Viajes y Salud Internacional.

CAPITULO I: ASPECTOS CLÍNICOS DE LA MALARIA

El paludismo o malaria es una enfermedad, potencialmente mortal, debida a protozoos del género Plasmodium transmitida por la picadura de la hembra del mosquito Anopheles sp. Es la más importante de las enfermedades parasitarias, endémica en más de 100 países con una población de más de 2.000 millones de personas y según las estimaciones de la OMS con 300-500 millones de casos anuales y entre 1.5-2 millones de fallecimientos (unas 3000 cada día), el 90% en el África Subsahariana.

	Disease	Annual mortality rate	Annual infection rate
1.	Lower respiratory infections	4 million	—
2.	HIV/AIDS	3 million	39.4 million[1]
3.	Malaria	1–5 million	300–515 million
4.	Diarrhea	2.2 million	4 billion
5.	Tuberculosis	2 million	8 million
6.	Measles	530,000	30 million
7.	Whooping cough	200,000–300,000	20–40 million
8.	Tetanus	214,000	500,000
9.	Meningitis	174,000	1 million +
10.	Syphilis	157,000	12.2 million[1]

Top Deadly Diseases of the Developing World Reuters and World Health Organizations.

Esta infección es más frecuente en el mundo rural, en zonas suburbiales y en grandes concentraciones humanas no urbanizadas, donde las condiciones de vida están deterioradas por la pobreza, la explotación laboral y la marginación social. En este entorno las condiciones sanitarias suelen ser muy deficientes y la protección frente al mosquito mínima.

A pesar de los enormes esfuerzos por controlarla, la afectación en sufrimientos y económica es extraordinaria en los países afectados, las reactivaciones de la enfermedad (continua difusión del Plasmodium falciparum resistente a la cloroquina en África, Asia, Sudamérica y Oceanía), la resistencia producida a los fármacos antipalúdicos y la resistencia del vector a insecticidas plantean problemas cada vez mayores en la mayoría de las zonas palúdicas, hace que necesitemos un enfoque global y solidario con los países afectados en la lucha contra esta enfermedad.

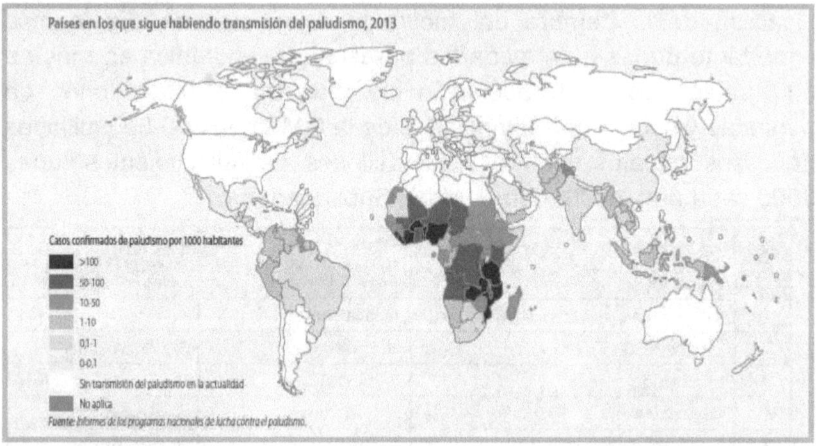

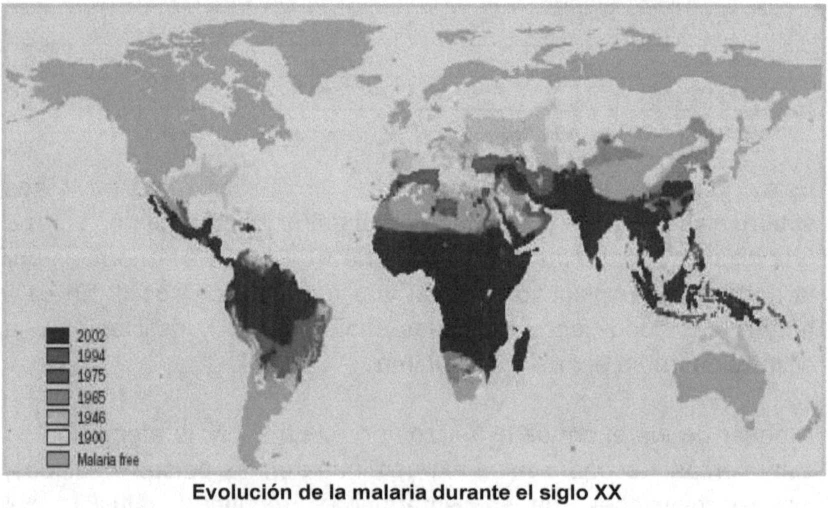

Evolución de la malaria durante el siglo XX

Estos hechos se ha incrementado aún más en África Subsahariana donde en la última década el control ha empeorado por factores climáticos (inundaciones), inestabilidad política, conflictos sociales y/o bélicos, movimientos migratorios y viajeros entre áreas endémicas y no endémicas, la infección por VIH y el aumento de resistencia del parasito a los fármacos.

Estimaciones de la OMS del número de casos y de muertes por paludismo en 2013

	Cifra estimada de casos (miles)			Cifra estimada de muertes		
Región	Estimación	Inferior	Superior	Estimación	Inferior	Superior
África	163 000	90 000	243 000	528 000	315 000	689 000
Las Américas	700	600	900	800	500	1 200
Mediterráneo Oriental	9 000	6 000	14 000	11 000	5 000	23 000
Europa	2	2	2	0	0	0
Asia Sudoriental	24 000	17 000	36 000	41 000	23 000	69 000
Pacífico Occidental	1 000	1 000	2 000	3 300	1 700	5 600
Mundo	**198 000**	**124 000**	**283 000**	**584 000**	**367 000**	**755 000**

Fuente: Estimaciones de la OMS

En áreas endémicas, la infección por Plasmodium durante el embarazo es una causa importante de anemia materna y de recién nacidos con bajo peso. El paludismo también reduce el rendimiento escolar y la productividad laboral, teniendo un impacto económico inmenso en los países donde persiste de forma endémica.

Número de casos y muertes por malaria en el 2010, según estimaciones de la Organización Mundial de la Salud

	Casos estimados ('000s)				Muertes estimadas			
Región	Estimado	Límite inferior	Límite superior	% *falciparum*	Estimado	Límite inferior	Límite superior	% menor de 5 años edad
Africana	174 000	110 000	242 000	98%	596 000	429 000	772 000	91%
Región de las Américas	1 100	900	1 300	35%	1 100	700	1 800	29%
Este del Mediterráneo	10 400	6 400	16 600	83%	15 300	7 200	23 500	70%
Europea	0.2	0.2	0.2	–	0	0	0	-
Sureste Asiático	32 000	25 900	41 900	53%	43 000	31 100	60 300	32%
Pacífico Occidental	1 700	1 300	2 100	79%	4 000	2 400	6 100	41%
Mundo	**219 000**	**154 000**	**289 000**	**90%**	**660 000**	**490 000**	**836 000**	**86%**

Fuente: Estimaciones de la OMS

Aproximadamente el 80% de las muertes por malaria se concentran en 14 países, la carga mundial está dominada por países del África Subsahariana, de hecho, se estima que más del 40% de las muertes se producen en la República Democrática del Congo y Nigeria.

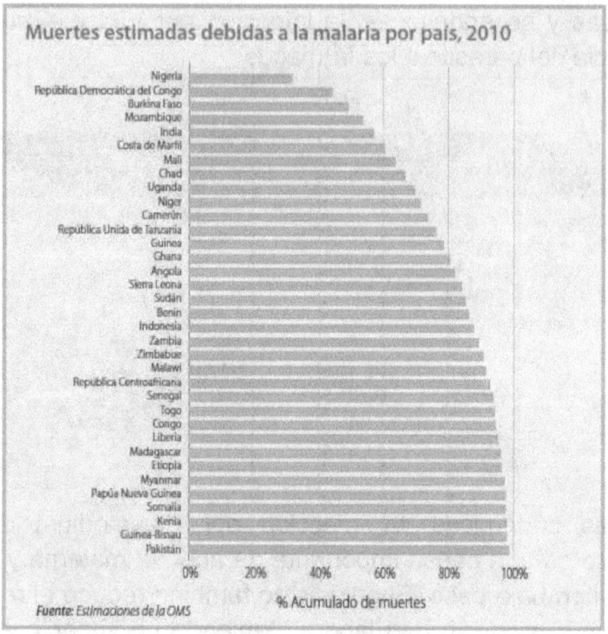

Muertes estimadas debidas a la malaria por país, 2010

Fuente: Estimaciones de la OMS

Esta enfermedad frecuente en muchas regiones tropicales y subtropicales del planeta, son visitados anualmente por más de 125 millones de viajeros internacionales, calculándose en más de 20.000 los que caen enfermos después de retornar a su país de origen, de los que casi 15.000 casos se deben a P *falciparum.*

Es la patología que más afecta a viajeros por su frecuencia y por su morbimortalidad. Según los datos de TropNetEurop (Red de Vigilancia Europea de Enfermedades Importadas), su diagnóstico representa un 77.5% del total de enfermedades importadas que se declaran a esta entidad, suponiendo la primera causa de enfermedad infecciosa por complicaciones graves y muertes en viajeros.

Los viajeros internacionales procedentes de zonas no endémicas tienen un alto riesgo de contraer paludismo y padecer sus consecuencias porque no son inmunes. Los inmigrantes procedentes de zonas endémicas que viven actualmente en zonas no endémicas y vuelven a su país de origen a visitar a sus amigos y familiares también están en riesgo porque carecen de inmunidad o la tienen disminuida. La aparición de fiebre en un viajero en el plazo de tres meses después de haber salido de un área endémica constituye una emergencia médica y debe ser investigada urgentemente para descartar precisamente que no padezca paludismo.

MALARIA E INMIGRACION

En Europa, el paludismo autóctono no existe, excepto en algunas zonas rurales de Turquía, y los casos importados han emergido por el aumento de los viajes a zonas endémicas y por el aumento de la inmigración. Cada año se notifican entre 10.000-12.000 casos importados, con una tasa bruta de 2-3 casos/100.000 habitantes. En los últimos años, en la Unión Europea se ha notificado un número elevado de casos en varios países: Francia, Reino Unido, Italia, Alemania. Entre 1995 y 2005 se declararon un total de 97.683 casos de malaria importada en Europa, con un incremento progresivo con los años, pasando de 5.000 a 14.000 casos/año, debiéndose este incremento en gran medida a la inmigración.

La frecuencia de malaria en inmigrantes es variable, dependiendo del origen y características de los inmigrantes estudiados: desde el 58% (79% en niños) en refugiados procedentes del Sudeste asiático en EE.UU. hasta el 5-10% en inmigrantes etíopes en Israel. El 4,2% de los inmigrantes atendidos en una Unidad de Medicina Tropical en Cataluña y el 13% (41% de los niños y el 10% de los adultos) de los inmigrantes procedentes de África Subsahariana atendidos en el Hospital Ramón y Cajal de Madrid tenían malaria.

Las zonas de procedencia determinarán las especies de Plasmodium que con más frecuencia se diagnostiquen. En España se declaran anualmente unos 300- 400 casos de paludismo importado, de los cuales entre un 30-40% son en personas inmigradas. La mayoría de los casos se adquirieren en África subsahariana (especialmente de Guinea-Ecuatorial) y la alta tasa de incidencia de malaria por P. falciparum en esta zona hace que ésta sea la especie más frecuentemente encontrada.

En otros países como Gran Bretaña, con un número importante de inmigrantes procedentes del subcontinente indio, el número de infecciones por P.vivax es mucho mayor. Plasmodium vivax es la segunda especie en frecuencia causante de malaria en los pacientes diagnosticados en Europa. La red "TropNetEurop surveillance" ha monitorizado la importación de malaria por P. vivax en Europa desde 1999 a 2003 y ha registrado 4.801 casos de malaria importada, 618 (12,9%) atribuidos a P. vivax; éstos procedían en un 60% de los casos de las siguientes regiones, por orden descendente: Subcontinente Indio, Indonesia, Sudamérica, África del oeste y del este.

Las parasitaciones mixtas son frecuentes en inmigrantes, especialmente en niños. En la serie del Hospital Ramón y Cajal, P. falciparum fue la especie más frecuentemente diagnosticada (59%), seguida de P.vivax (9%), P. malariae (8%) y P. ovale (7%). El 3% de los paludismos en el grupo pediátrico fueron producidos por infecciones mixtas.

En las personas que han vivido en zonas endémicas de paludismo (como lo son una parte importante de la población inmigrante) la exposición repetida a diferentes cepas de Plasmodium confiere un estado de semiinmunidad que, aunque no impide nuevas infecciones, sí produce una disminución del número y de la gravedad de las crisis palúdicas sucesivas; por ello es frecuente que la expresión clínica del paludismo en inmigrantes sea más atenuada o atípica, o que presenten parasitemias de alto grado totalmente asintomáticas. No obstante, este estado de semiinmunidad declina progresivamente al residir en áreas en las que no exista transmisión malárica. Adicionalmente niños y embarazadas pueden presentar formas más graves, por lo que en inmigrantes pertenecientes a estos dos grupos se recomienda rutinariamente realizar un estudio de sangre periférica aunque se encuentren asintomáticos.

RESEÑA HISTORICA DE LA MALARIA. ORIGEN DEL TÉRMINO

Malaria o paludismo son los términos empleados para definir una misma enfermedad producida por un protozoo del género Plasmodium. Es una enfermedad conocida desde la antigüedad. Se trata de uno de los patógenos humanos más importantes y ha desempeñado un papel muy significativo en el desarrollo y propagación de las diferentes culturas humanas, así se han encontrado papiros del Antiguo Egipto que hacen referencia a la aparición de fiebres intermitentes tras las crecidas de El Nilo.

En la Antigua Grecia y Roma el paludismo se conocía con el nombre de fiebres tercianas o cuartanas (según se produjeran los ataques cada 48 ó cada 72 horas). El hecho de que la enfermedad estuviera asociada a la presencia de zonas pantanosas dio origen a los dos nombres (siglo XVIII) con los que se la conoce actualmente, paludismo (del latín palus: pantano) y malaria (del italiano mala aria: mal aire).

A lo largo del siglo XVIII las sucesivas expediciones científicas a América llevaron a una primera caracterización botánica de las especies del género Cinchona L., cuya corteza se comercializaba como quina y se utilizaba como remedio para combatir la enfermedad. Los trabajos realizados por los franceses Charles-Marie de La Condamine (1701-1744) y Joseph de Jussieu (1704-1779), y los de los españoles Hipólito Ruiz (1754-1816) y José Antonio Pavón (1754-1840) en tierras del Perú, y José Celestino Mutis (1732-1808) en el Virreinato de Nueva Granada, tuvieron una especial relevancia.

Durante el siglo XIX se asiste a un doble proceso, por un lado se identifican los principios activos aislados de la corteza de quina, identificándose la quinina como el alcaloide activo en el tratamiento de la enfermedad por otro, y ante la dificultad de obtener la corteza de los territorios americanos, se realizan grandes esfuerzos para propagar y aclimatar los árboles de quina en los territorios coloniales de Gran Bretaña y Holanda.

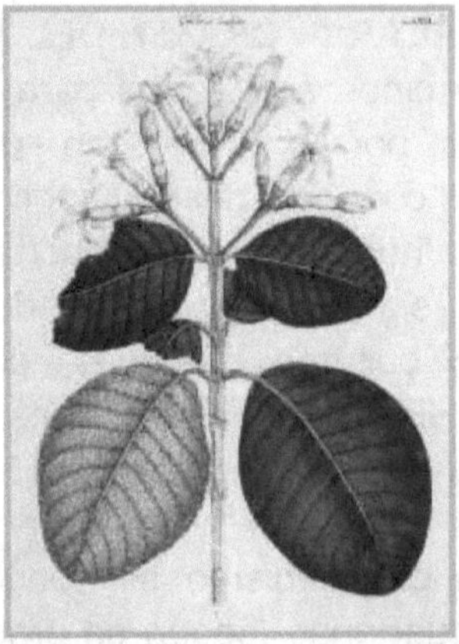

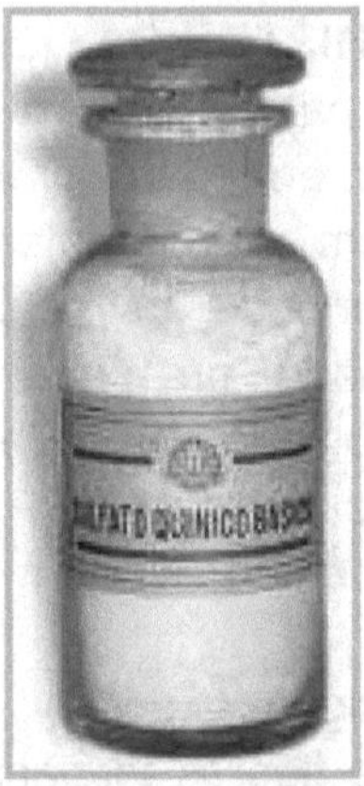

Un hito crucial del proceso de investigación sobre la malaria fue el descubrimiento del agente causal de la enfermedad, los protozoos del género Plasmodium, y del hecho de que éste cumpla parte de su ciclo vital en una hembra de mosquito del género Anopheles. La asociación de la enfermedad con las picaduras de mosquito era conocida de antiguo en algunas áreas, pero la demostración directa de esta relación no se obtuvo hasta los últimos años del siglo XIX, gracias a los trabajos del médico militar inglés Ronald Ross (1857-1932) sobre malaria aviar, que permitieron demostrar la participación del insecto como vector de la enfermedad. Los investigadores italianos Giovanni Battista Grassi (1854-1925) y Amico Bignami (1862-1919) mostraron la exclusividad de la transmisión de la malaria humana por mosquitos del género Anopheles.

Desde el último tercio del siglo XIX y el siglo XX los esfuerzos se han dirigido a entender la bioquímica y fisiología del paludismo, al control del mosquito y al desarrollo de antipalúdicos.

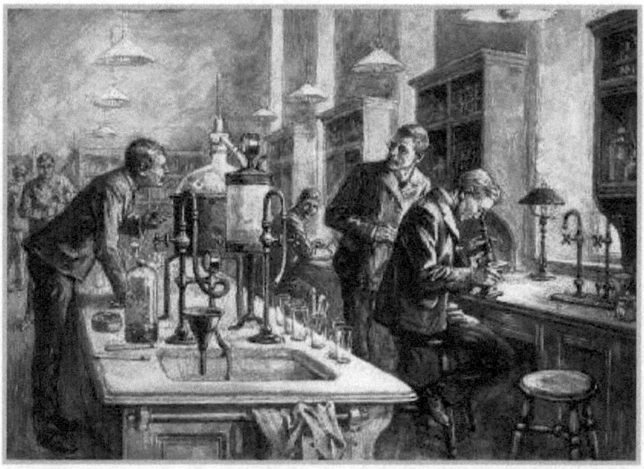

Laboratorio de la Liverpool School of Tropical Med. W. Maud, 1899.

En la actualidad los científicos dirigen sus esfuerzos al desarrollo de vacunas ya que esta enfermedad constituye unos de los mayores problemas de salud en gran parte de los países tropicales y subtropicales.

MALARIA EN ESPAÑA

En España, el último caso de paludismo autóctono se diagnosticó en Mayo de 1961, por P vivax, y en 1964 fue expedido el certificado oficial de erradicación por la O.M.S. Desde entonces, todos los casos declarados han sido importados (inmigrantes o viajeros), a excepción de los inducidos por transfusiones, por intercambio de jeringuillas en adictos a drogas por vía parenteral o los paludismos de aeropuerto.

El vector A labranchiae desapareció del sureste de España hace años, y la actual población anofelina de A artroparvus es refractaria a las cepas tropicales de P falciparum, por lo que la transmisión autóctona de malaria a partir de casos adquiridos en África Subsahariana es muy improbable.

Distribution of *Anopheles atroparvus* in Spain (dots indicate presence)

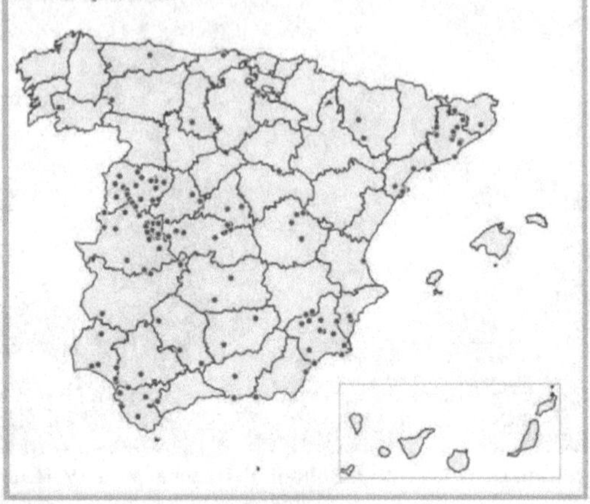

No obstante, cabría la posibilidad de que vectores africanos susceptibles a cepas de Plasmodium sp. Tropicales pudieran invadir la parte sur de la Península Ibérica si se llegara a producir el sustancial cambio climático anunciado.

Tasas de Incidencia de Paludismo en España y en la Comunidad de Madrid (1998-2008)

	1998	1999	2000	2001	2002	2003	2004	2005	2006	2007	2008
España											
Casos	365	392	437	466	452	456	383	332	400	345	347
Tasa de Incidencia (x 100.000)*	0,79	0,87	0,98	1,06	1,05	1,07	0,92	0,81	0,99	0,86	0,87
Comunidad de Madrid											
Casos	126	156	175	198	147	125	130	120	127	124	99
Tasa de Incidencia (x 100.000)**	2,0	2,6	3,0	3,3	2,5	2,2	2,2	2,0	2,1	2,0	1,6

* Denominador: Población española a 1 de enero de cada año. Fuente: INE: http://ine.es
** Denominador: Población madrileña a 1 de enero de cada año. Fuente: IESTADIS: http://www.madrid.org/iestadis

En la década 1986-1995 se declararon 1794 casos, lo que supone una media anual de 225 casos y una incidencia global de 0.45 casos por 100000 habitantes; pasando de 179 casos en 1986 a 282 en 1995 (incremento del 160%), siendo Madrid donde más casos se registraron (37-42% del total), el 81% de los casos se adquirieron en el continente africano, el 6% en el americano y el 2% en el asiático (en las declaraciones no consta el 11% restante).

El incremento ha seguido produciéndose, con 365 casos en 1998, 392 en 1999, 440 en 2000, 466 en 2001, 429 en 2002 y así hasta casi los 458 casos del 2012. El grupo de edad más afectado es el comprendido entre 31-40 años. El 35.5% de las declaraciones del año 2006 procedía de Madrid (68.8% en viajeros y 30.2% en inmigrantes y de ellos el 88.5% procedentes del continente africano), seguido de Cataluña y Comunidad Valenciana.

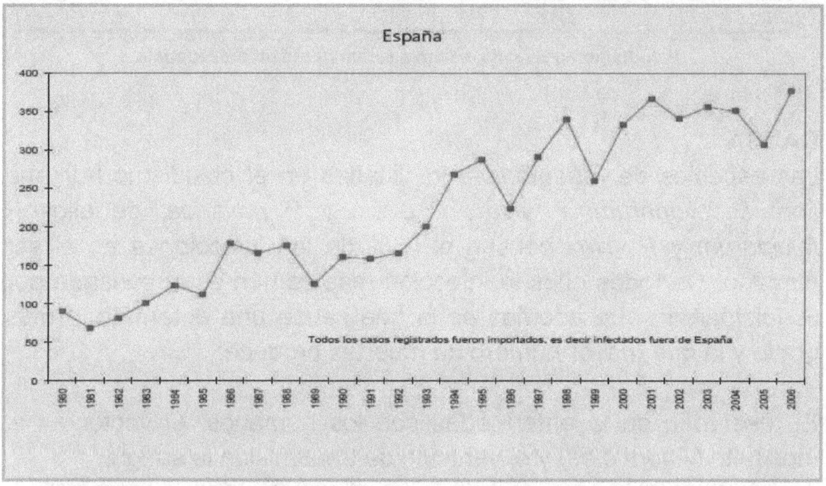

Los viajeros seguidos de los trabajadores estaciónales en países endémicos representan el mayor número de casos de la enfermedad. Además de los viajes, la inmigración también ha contribuido a este incremento de casos notificados. Guinea Ecuatorial es el país predominante de procedencia de los casos y Plasmodium falciparum el agente causal más destacado.

	Especie de *Plasmodium*						
continente	P. falciparum	P. vivax	P. ovale	P. malariae	p.mixtas*	desc.	total
África	371	5	10	4	3	65	458
Asia		14	1				15
América del Norte		2					2
América del Sur		3				3	6
Australia, Oceanía, Papua Nueva Guinea	1						1
Europa							0
desconocido	2						2
total	374	24	11	4	3	68	484

Paludismo en España, especie y continente de procedencia

CAUSA

Las especies de *Plasmodium* implicadas en el paludismo humano son: *P falciparum, P vivax, P ovale y P malariae;* de ellos *P falciparum* y *P vivax* causan el 95% de las infecciones en el ser humano. De todos ellos la infección más común es la causada por P. falciparum, que además es la que causa una enfermedad más grave y la que mayor número de muertes produce.

El reservorio de la enfermedad son los humanos, el vector es el mosquito (*Anopheles)* y el vehículo de transmisión la sangre.

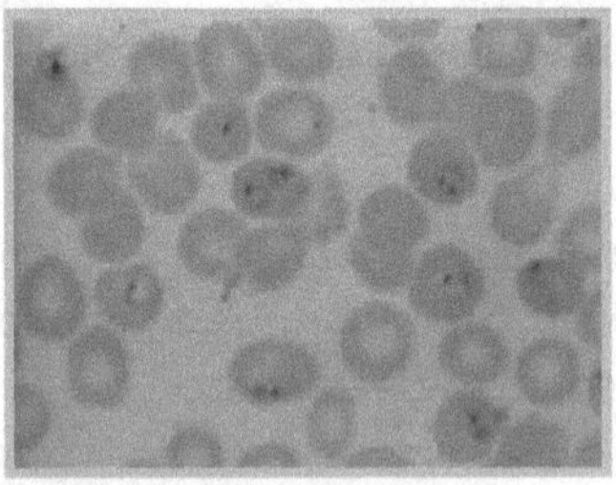

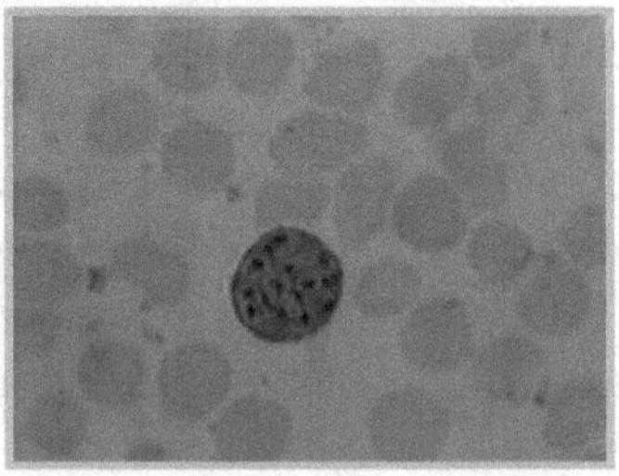

En los últimos años, se han notificado casos esporádicos de paludismo por P. Knowlesi en viajeros que regresan de áreas forestales del sudeste Asiático. Este tipo de “malaria del mono”, que, normalmente, se produce en macacos es transmitida por mosquitos del grupo Anopheles leucosphyrus.

Para saber más: Malaria y P. Knowlesi

Los humanos pueden ser infectados durante su estancia en las selvas tropicales o sus áreas marginales en el sudeste de Asia, dentro del ciclo natural de esta infección, del mono hospedador y del mosquito vector. Estas áreas incluyen parte de Camboya, China, Indonesia, Laos, Malasia, Myanmar, Filipinas, Singapur, Tailandia y Vietnam.

El parásito tiene un ciclo de vida de 24 horas y puede dar lugar a fiebre en picos que ocurre a diario, 9-12 días después de la infección. Los síntomas pueden ser atípicos. Puede ocurrir malaria severa por P. knowlesi con insuficiencia multiorgánica y, esporádicamente, se han descrito casos con resultados fatales. P. knowlesi no tiene forma persistente en hígado.

Se debe considerar esta infección en pacientes con un diagnóstico microscópico de P. malariae e historia de viaje a zonas boscosas del sudeste de Asia, incluidas los viajes a zonas donde la malaria no está presente.

EPIDEMIOLOGIA

Muchos legos consideran que la malaria es una enfermedad puramente tropical, lo cual es erróneo. La distribución es mundial, actualmente se observa en más de 100 países, y más de la tercera de la población mundial vive en áreas de riesgo palúdico y es una de las mayores causas de morbi-mortalidad en los trópicos. En el África subsahariana se estima que el 20-30% de las consultas ambulatorias y el 10% de las admisiones hospitalarias se deben a esta causa con más de un millón de muertes al año, principalmente en la población infantil (menores de 5 años).

La malaria es endémica en África y en la mayor parte de las áreas tropicales de Sur y Sudeste Asiático, América Central y el Norte de Sudamérica. Supone el 2,3% de todas las enfermedades a nivel mundial y el 9% en África. Se produce principalmente en América

Central y del Sur, Rep. Dominicana, Haití, África, Asia (India, Sureste asiático y Oriente Medio), Este de Europa y Pacífico Sur.

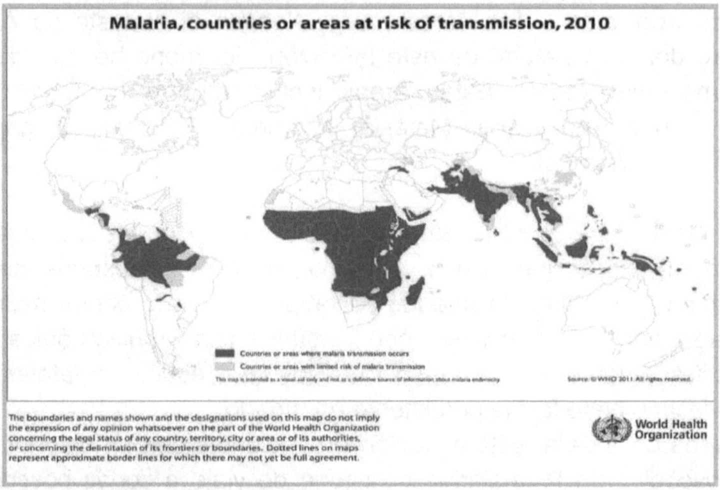

La más importante es la causada por el P. Falciparum, puede ser muy grave y además es causa de la mayoría de las muertes, su letalidad es del 15-20%.

Las especies parasitarias presentan una distribución geográfica particular. El Plasmodium falciparum, la más frecuente y grave, (A. Subsahariana, Sudeste Asiático e India, Oceanía, Haití y Rep. Dominicana. Suramérica y Oriente Medio), se distribuye por todas las zonas palúdicas y predomina en África subsahariana (donde ocurren el 83% de todas las infecciones de malaria falciparum); P. malariae tiene un área de distribución similar a la de P. falciparum pero es mucho menos frecuente; P. vivax predomina en América Central y del Sur y en el Subcontinente Indio; y P. ovale es el sustituto del P. vivax en África y es muy raro fuera de ella.

Aunque sea una enfermedad ampliamente distribuida en los trópicos el riesgo de contraerla es variable de un país a otro e, incluso, entre áreas de un mismo país la intensidad de la transmisión varia.

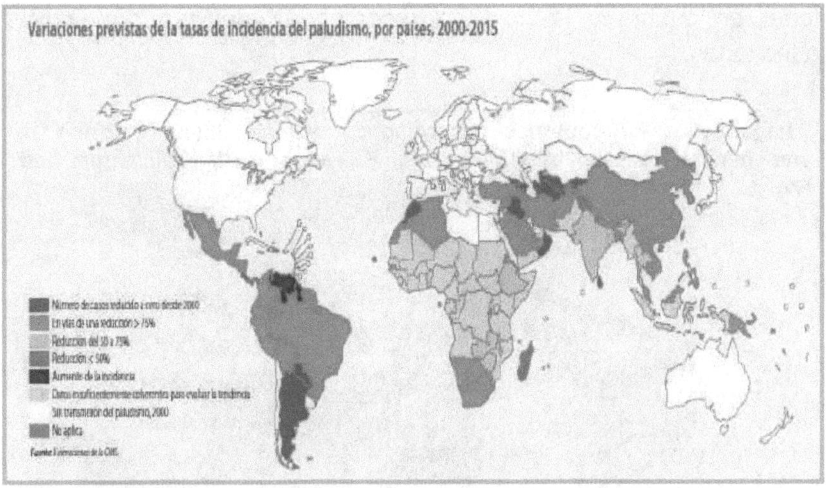

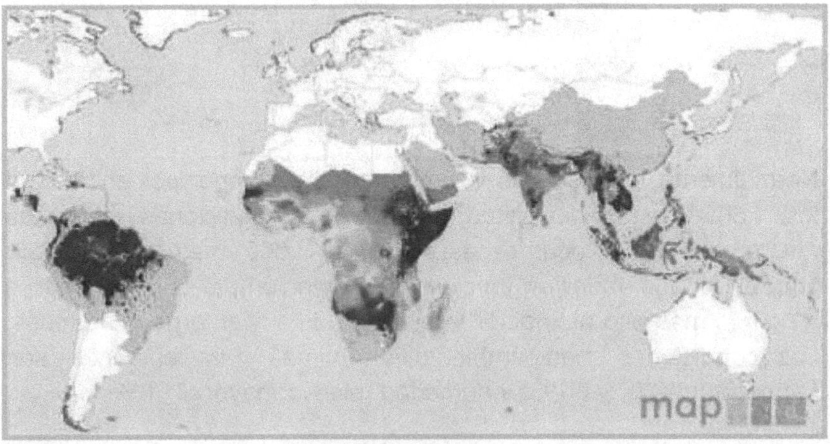

Intensidad de Transmisión

Podríamos decir que el mayor riesgo corresponde a África del Oeste y África del Este, seguido de Papúa Nueva Guinea, islas Salomón y África del Sur, el riesgo es intermedio en el Subcontinente Indio y bajo en las áreas turísticas de América Latina y Sudeste de Asia. No obstante, en áreas concretas de Brasil, India y Tailandia el riesgo es muy considerable. Estos hechos se deben tener en cuenta a la hora de recomendar medidas preventivas adecuadas.

Categorisation of countries according to whether human malaria is predominantly caused by *P.falciparum*, *P.vivax*, or both *P.falciparum* and *P.vivax*, 2010

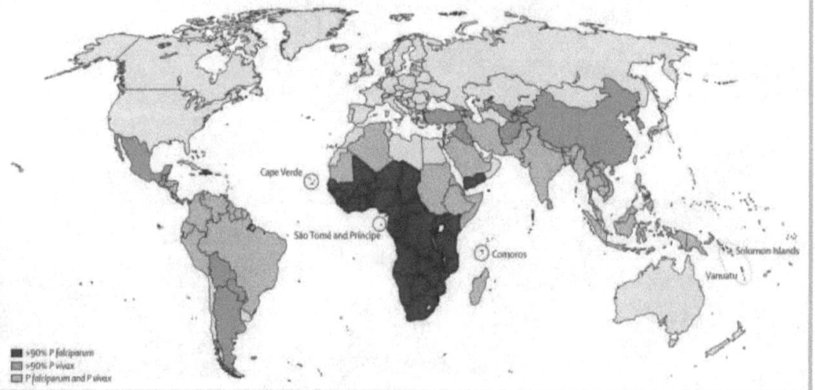

Normalmente, el riesgo de la enfermedad es menor por encima de los 1.500 metros de altitud, aunque, en condiciones climáticas favorables puede ocurrir hasta casi a 2.500 metros. El riesgo también puede variar en función de la estación del año, llegando a su punto más alto al final de la estación de lluvias o poco después. Las condiciones medioambientales óptimas para el vector son temperatura (20° y 30°C) y humedad relativa mayor al 60%.

Al final de este capítulo se muestra la lista de los países donde existe paludismo. En algunos la enfermedad está presente sólo en ciertas zonas o a una altitud determinada. No debemos olvidar que en muchos países yo áreas la enfermedad tiene una pauta estacional.

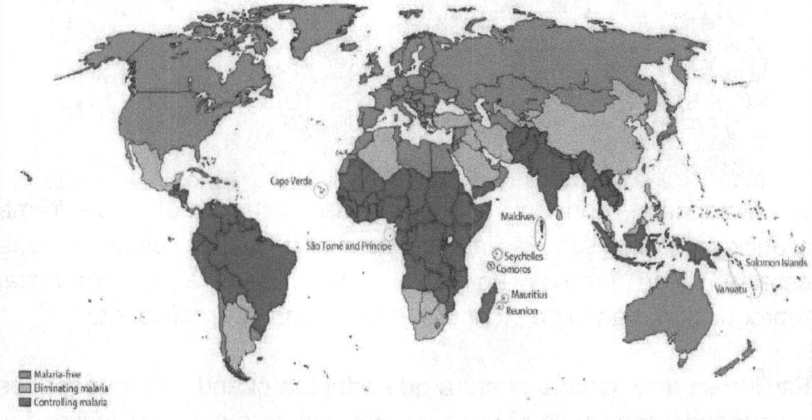

Categorisation of countries as malaria free, eliminating malaria, or controlling malaria, 2010

VECTOR

Existen más de 400 especies de Anopheles, de los cuales 40 son vectores eficientes. Son insectos relativamente pequeños (8mm), que adoptan una posición inclinada con la cabeza hacia abajo y la parte posterior del cuerpo hacia arriba. Característicamente pican principalmente entre el anochecer y el amanecer, con lo que se reduce el riesgo de transmisión durante el resto del día. Las colecciones de agua de lluvia son muy importantes para los huevos de Anopheles. La temperatura mínima para completar el ciclo de vida es de 15º-16° C para Plasmodium vivax y 20 ° C para P. falciparum.

La morfología es parecida al mosquito común, se distingue fácilmente por sus largos palpos, tan largos como la trompa, y por sus alas, con manchas claras u oscuras, agrupadas entre sí, de manera que se produce un dibujo característico sobre las alas (patrón moteado: "speckled"), a diferencia de los mosquitos Culex, los cuales son casi de color uniforme.

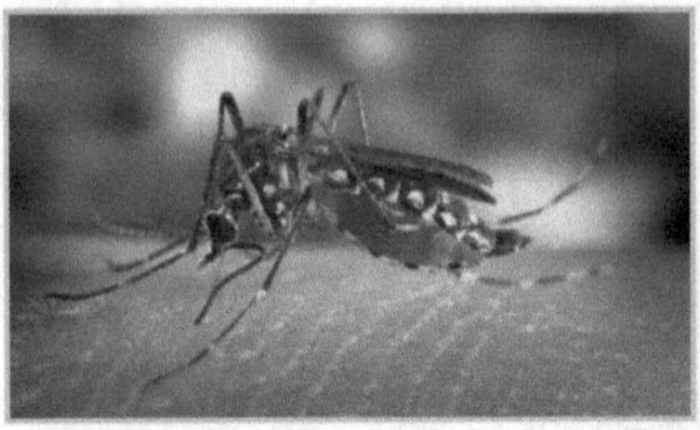 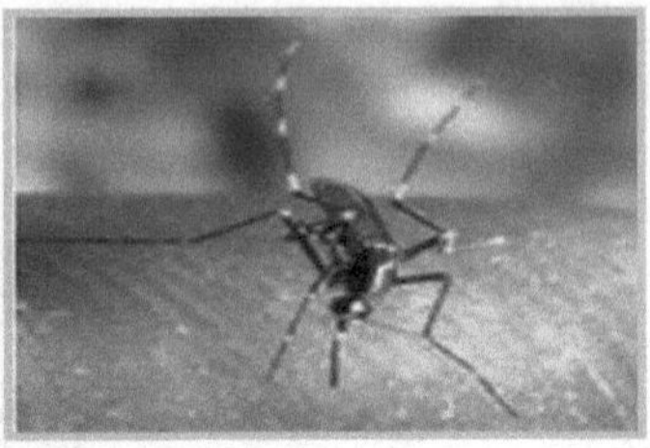

Los Anopheles son activos durante la noche, vuelan de forma silenciosa y no son fácilmente percibidos. Cada especie tiene características propias en lo que se refiere a su conducta, reproducción, hábito de picadura, distribución geográfica, etc.

Facilita su distinción la postura que adoptan cuando están posados o chupando sangre: la cabeza y la trompa se mantienen inclinadas hacia delante contra la superficie y el cuerpo y el último par de patas se extiende hacia atrás y hacia arriba de manera que su cuerpo forma un ángulo con respecto de la horizontal.

	Anophelines	**Culicines**	
	Anopheles	*Aedes*	*Culex*
Eggs	with floats, laid singly on water	no floats, laid singly on dry/ damp surface	no floats, laid in rafts on water
Larva	no air tube rest parallel to water surface, head rotated 180°when feeding	one tuft on short stout air tube rest at angle to surface, head not rotated	several tufts on slender air tube rest at angle to surface, head not rotated
Adult	resting position	resting position	resting position

Ciclo del Anopheles:

Como todos los mosquitos, los anópheles atraviesan cuatro fases: huevo, larva, pupa y adulto. Las primeras tres etapas transcurren en el medio acuático y la duración esta entre 5 y 15 días, dependiendo de la especie y de factores climáticos.

Es en la etapa adulta cuando actúan como transmisores del Plasmodium. Una hembra adulta puede llegar a vivir un mes, aunque lo habitual es que no supere las dos semanas de vida.

Fases del Ciclo:

Huevos: Se depositan entre 50 y 200, uno a uno y directamente en el agua. Eclosionan a los 2 ó 3 días, y de cada uno sale una larva, pero pueden tardar más si la temperatura es baja. Los huevos no resisten la sequedad y se caracterizan por poseer una especie de flotadores a ambos lados.

Larvas: Poseen una cabeza bien desarrollada y prominente, de la que nacen una especie de bigotes que utilizan para alimentarse, y un tórax y un abdomen sin patas.

Pupas: Presentan un aspecto de coma vistas de lado: Poseen un cefalotórax y un abdomen curvado. Tras unos días de metamorfosis, la parte dorsal del cefalotórax se quiebra y por él surge el mosquito

Adultos: Tienten el cuerpo dividido en cabeza, tórax y abdomen.

Tras el apareamiento las hembras ingieren sangre y reposan unos días para la digestión para que los huevos se desarrollen, tras 2-3 días, la hembra desova y se repite el ciclo hasta que muere a los 7-14 días.

Las larvas de anópheles no tienen sifón respiratorio, por lo que necesitan estar con el cuerpo paralelo a la superficie del agua.

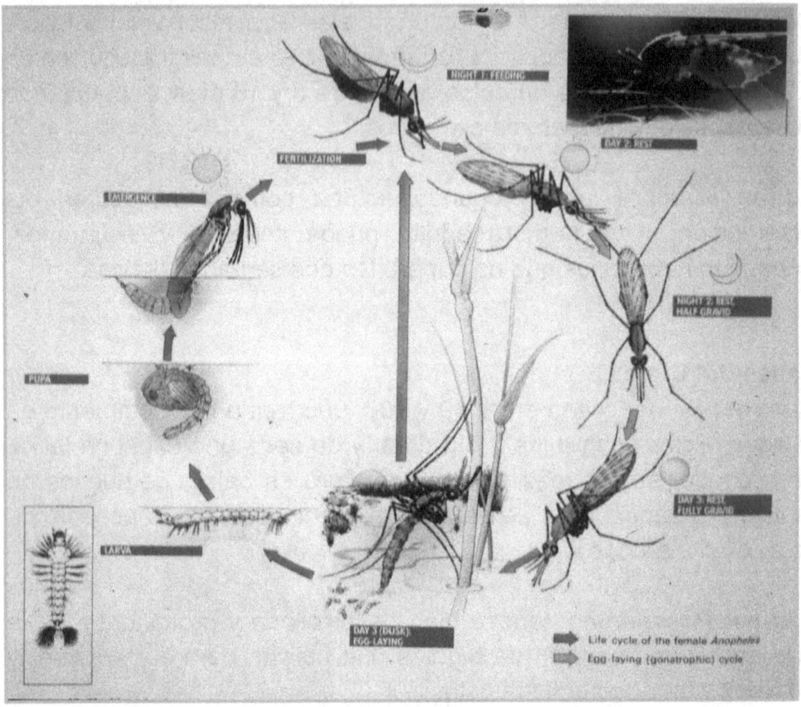

- El calentamiento global podría aumentar el área de distribución geográfica de la malaria por la expansión del vector y poder ser responsable de "epidemias de paludismo".
- En la cuenca mediterránea se encuentran aún vectores que en el pasado causaba casos autóctonos en estas regiones: Anopheles plumbeus, vector que cría con preferencia en cavidades arbóreas con agua, Anopheles artroparvus, mosquito de agua salobre y otro muy parecido denominado A. messae.

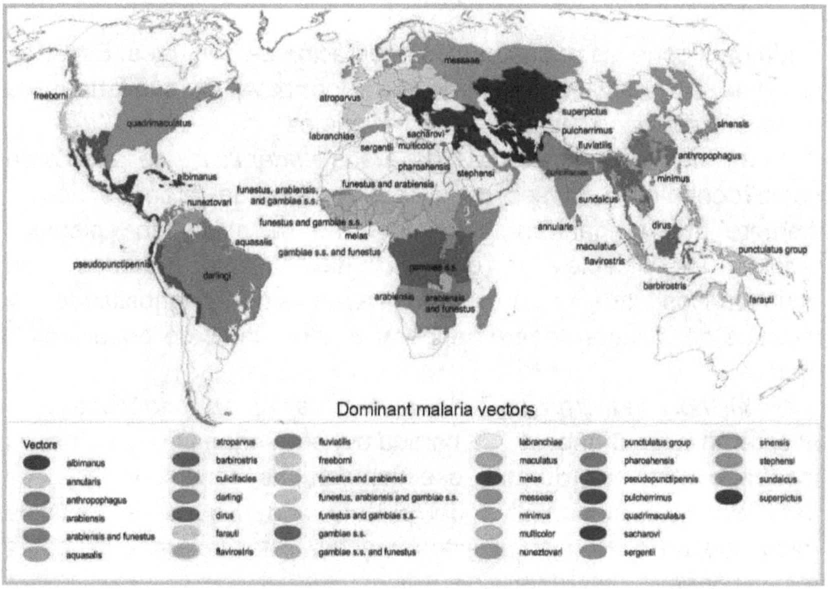

TRANSMISIÓN

La transmisión de la enfermedad se produce cuando un mosquito hembra infectado, del género Anopheles pica a un ser humano, ya que esta necesita ingerir sangre para que puedan madurar sus huevos. No todos los Anopheles son capaces de transmitir la enfermedad. Al margen de la vía natural (normal) de transmisión existen otras posibilidades de trasmisión:

1) Por medio de transfusión sanguínea de los parásitos. Es muy importante excluir a los donantes de riesgo. En este caso, y para individuos con P. falciparum, si no es detectado y tratado de manera definitiva no podrá ser donante durante un año, para P. vivax y P. ovale al menos tres años y hasta 40 años para P. malariae ya que este último puede permanecer en sangre en baja concentración de parásitos sin síntomas durante mucho tiempo. La mejor solución para evitar esta vía de transmisión es mantener la sangre a 4ºC durante 19 días, tiempo en el que se ha comprobado que las cuatro especies se hacen inviables.

Cada país pone las reglas para la aceptación de donantes, España sigue la normativa comunitaria. La Normativa Comunitaria para donantes de sangre en el caso de malaria es:

a) Viajeros procedentes de áreas endémicas: se aceptarán como donantes 6 meses después de volver del área de riesgo, siempre que tengan un historial de no haber tenido episodios febriles inexplicables o que no hayan sido tratados con antimaláricos. Los viajeros que hayan sido diagnosticados y tratados de malaria deberán esperar 3 años antes de poder donar sangre.

b) Los inmigrantes o visitantes de áreas endémicas: se aceptarán a los 3 años de su partida del área endémica y no hayan mostrado síntomas durante ese tiempo. Las donaciones usadas para plasma, componentes del plasma o derivados de glóbulos rojos que no contengan a éstos intactos están exentas de estas restricciones.

2) Por medio de accidentes de laboratorio, cirugía, jeringas no esterilizadas, etc.

3) Paludismo congénito y neonatal. Es muy raro y la transmisión vertical a través de la placenta se puede diagnosticar cuando se detectan parásitos en el recién nacido durante los siete primeros días de vida o posterior, siempre y cuando no haya posibilidad de nuevas picaduras infectivas para el niño.

TIPOS DE MALARIA

1.- MALARIA IMPORTADA

Es la adquirida por la picadura del mosquito en una zona del mundo donde hay malaria y se diagnostica en otro país donde no hay malaria. Cada vez es más frecuente, debido al aumento de movimientos migratorios, mayor número de viajes de turismo, negocios, cooperación (la llegada de turistas a África Subsahariana, que es la región con mayor riesgo, aumenta cada año).

2.- MALARIA AUTÓCTONA

Es la adquirida por la picadura de un mosquito y diagnosticada en un país donde existe malaria. Es la vía fundamental de transmisión.

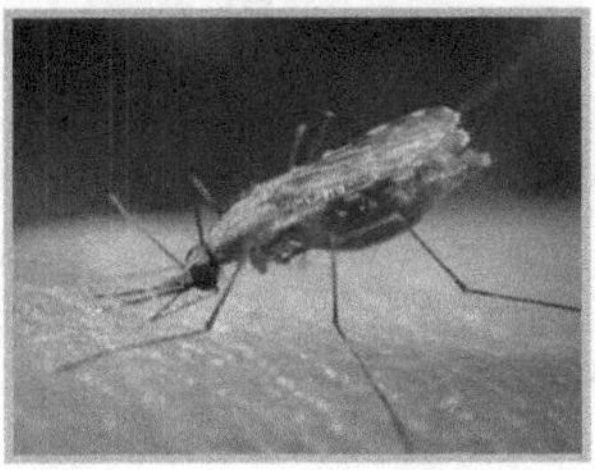

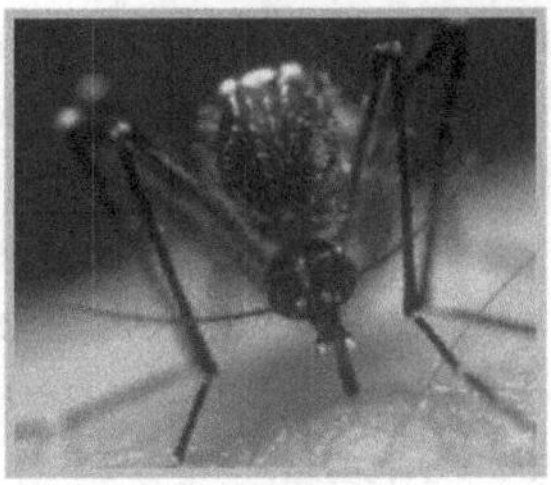

3.-MALARIA DE AEROPUERTO (O DE ODISEA)

Se diagnostica en un país donde no hay malaria y en un paciente que no ha viajado a una zona endémica. Se adquiere por la picadura de un mosquito infectado importado que viene transportado en avión, barco, etc. desde un país con malaria. En los últimos 20 años se han diagnosticado en Europa unos 130 casos de este tipo de malaria.

En el año 2001, se diagnosticó un caso por P. ovalae en una mujer de 75 años de Alcalá de Henares que nunca había salido de España, en la que se barajo la posibilidad de malaria autóctona versus malaria transmitida por aeropuerto, ya que vivía cerca de la base aérea de Torrejón.

4.- MALARIA INTRODUCIDA

Es la que tiene lugar en un país donde no hay malaria autóctona en un paciente que no ha viajado a áreas de riesgo, la transmisión ha ocurrido por la picadura de un mosquito autóctono del país y que presuntamente se ha infectado de un enfermo con malaria importada.

El único vector presente en España es el anophel. artroparvus, que es refractario a las cepas tropicales de P. falciparum, lo que limita la transmisión a partir de casos adquiridos en África Subsahariana.

5.- MALARIA INDUCIDA

Adquirida sin la participación del mosquito, de persona a persona por vía hematógena mediante transfusiones de hemoderivados (la legislación no permite donaciones antes de que hayan pasado tres años de la emigración desde una zona con malaria autóctona), al compartir jeringa los usuarios de drogas vía parenteral, pinchazos, diálisis, trasplantes). En este caso los esporozoitos no juegan papel y no hay esquizogonia exoeritrocitaria, por lo que en el caso de P. vivax y P. ovale no se forman hipnozoitos por lo que no habrá recidivas posteriores.

6.- MALARIA CONGÉNITA

Transmitida por vía trasnplancentaria de una madre infectada al recién nacido, es muy poco frecuente.

CICLO BIOLÓGICO

El ciclo del Plasmodium es complejo, precisa tanto del huésped humano como del mosquito vector y pasa por dos fases muy diferenciadas: una multiplicación asexuada en el hombre y otra sexuada en el parásito.

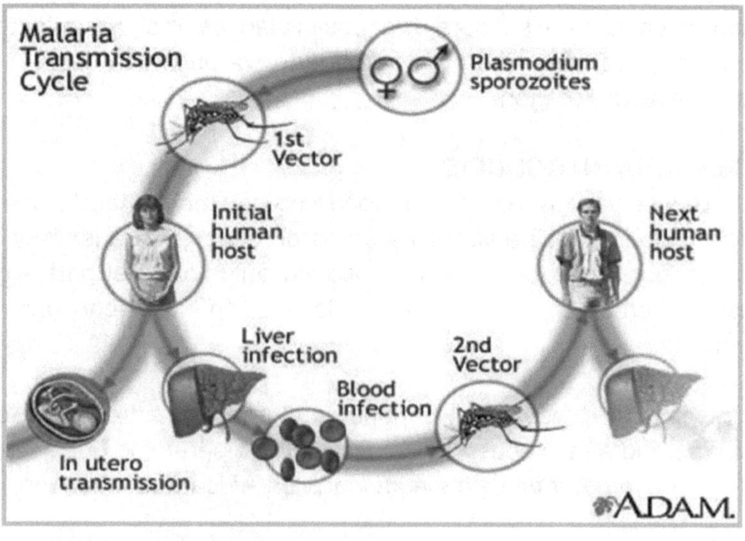

La mayoría de las infecciones produce un ataque inicial de malaria de 2 a 4 semanas tras la picadura del mosquito. El estadio inicial de crecimiento y multiplicación se produce en el hígado. El segundo estadio ocurre en la sangre y es el responsable de los síntomas y complicaciones de la malaria.

1.- Ciclo en el hombre

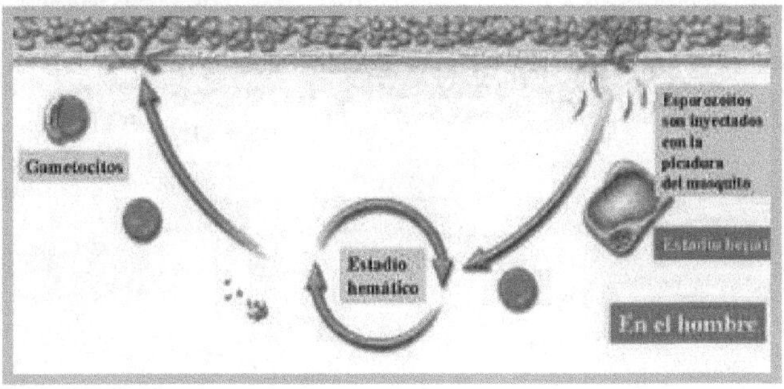

1. A.- Ciclo Pre-eritrocitario:

Se inicia cuando la hembra del mosquito Anopheles al picar, inocula los esporozoitos, 20-200, contenidos en su glándula salival, que circulan por la sangre durante unos 30 minutos. A pesar de que muchos son destruidos por la fagocitosis, algunos llegan al hígado, la penetración se hace a través de las proteínas de superficie del parásito y moléculas receptores del huésped. Este proceso se realiza muy rápido: 20 minutos después de la picadura los parásitos se encuentran en el hígado.

Una vez en el hígado (esquizogenia hepática) comienzan la multiplicación por fisión binaria hasta que se producen unos 10000-30000 merozoitos que se liberan a la circulación sanguínea. La duración de esta fase y el número de merozoitos varía en función de la especie de Plasmodium. En el caso de P vivax, la duración es de 6-8 días y se forman 10000 merozoitos en P malariae, 4-16 días y se forman 15000 merozoitos, en P ovale, 9 días y se forman 2000 merozoitos; por último en P falciparum 9-10 días y se forman 30000 merozoitos. En este periodo no se produce sintomatología.

Numero merozoitos	
p. Malariae	2000
p. Vivax	10.000
p. Ovale	15.000
p. Falciparum	30.000

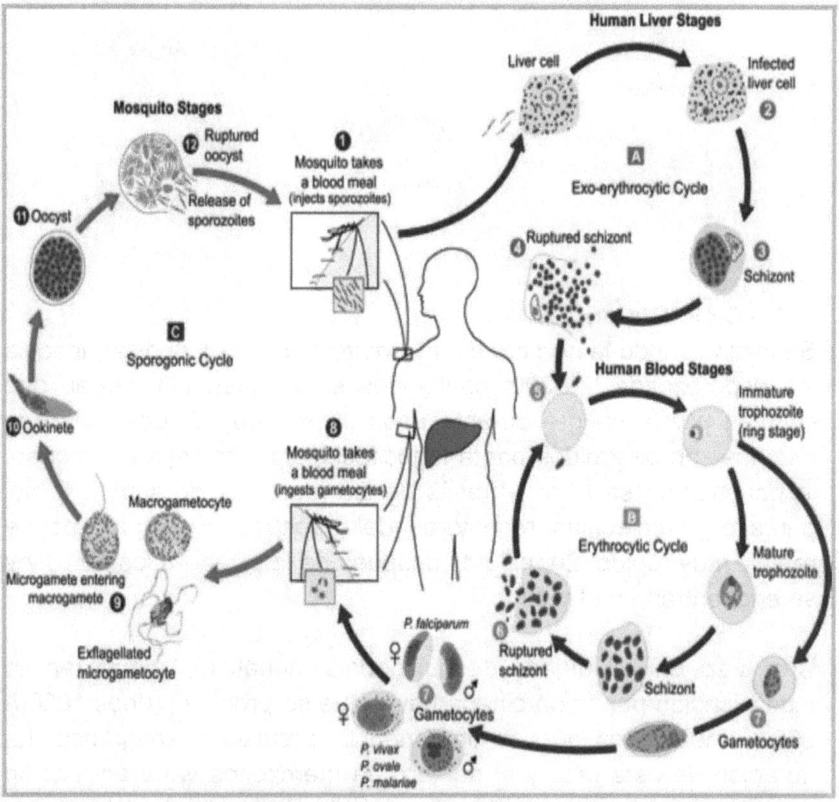

En P vivax y P ovale, algunos de los esporozoitos inoculados evolucionan hacia una forma cuya célula presenta un único núcleo, llamado hipnozoito o formas durmiente, que no se multiplica inmediatamente y entra en una fase de letargo. Algunos de estos, al cabo del tiempo (de semanas a años), pueden iniciar un nuevo ciclo

(ciclo exoeritrocitario secundario o esquizogonia tisular secundaria), que concluye con la liberación de merozoitos a la sangre. Este proceso puede repetirse periódicamente, aunque cada vez de forma más espaciada y con menos intensidad.

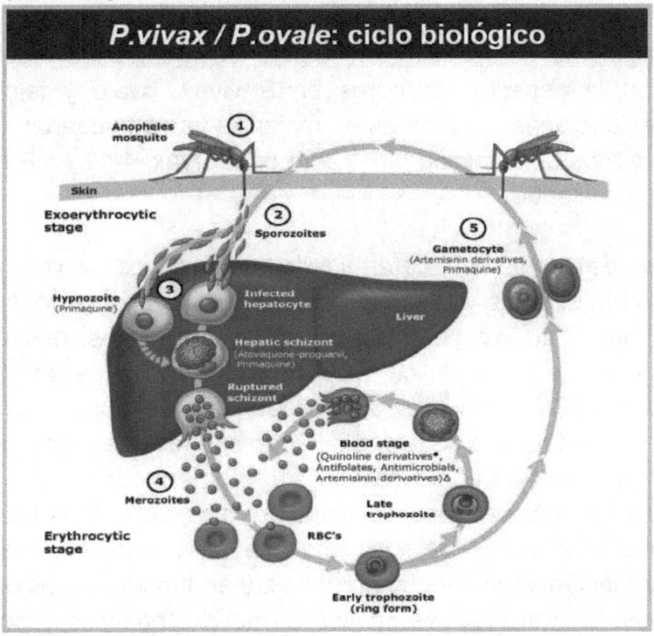

1.B.- Ciclo eritrocitario:

Los merozoitos liberados a partir del ciclo anterior invaden los eritrocitos y comienza la segunda división asexual (esquizogonia eritrocitaria).

El mecanismo de penetración en un eritrocito sin causar hemólisis no está del todo claro. Los parásitos permanecen en el eritrocito dentro de una vacuola. Algunos autores piensan que existe una unión entre el espacio extracelular y la vacuola, en la que se encuentra el parásito, este "puente " se denomina ducto parasitoforo.

El parásito se alimenta de hemoglobina y se llama ahora trofozoito que se multiplica a través de división nuclear dando lugar a la formación de un parásito multinucleado llamado esquizonte, el cual a su vez da origen a los merozoitos por medio de partición.

La duración de este ciclo y el número de merozoitos resultantes varia con la especie: 48 horas en P vivax, ovale y falciparum (malarias tercianas) y 72 horas en malariae (malaria cuartana) y 12-30 merozoitos en P falciparum, 12-24 en P vivax, 4-12 en P ovale y 6-12 en P malariae.

Después de un tiempo determinado, se produce la lisis de los eritrocitos infectados y de esta manera se liberan merozoitos a la sangre, que a su vez penetran en eritrocitos nuevos, repitiéndose este proceso de forma cíclica. Esta rotura sincrónica de los glóbulos rojos cada 48-72 horas es la desencadenante del cuadro clínico de paludismo (escalofríos seguidos de fiebre y sudación intensa). En el caso de la infección por P. falciparum la enfermedad cobra mayor gravedad dada la cantidad de glóbulos rojos destruidos (hasta un 20%) que supone a la persona una anemia severa. Así mismo se producen lesiones en diversos órganos, y en función de los órganos afectados la gravedad es mayor o menor (paludismo cerebral, paludismo álgido cuando afecta al tracto gastrointestinal, etc.).

Después de varios ciclos asexuados, una parte de los parásitos evolucionan a gametocitos o formas sexuadas, masculinos y femeninos (10%), que al ser ingeridos por el mosquito en una nueva picadura inician en el la fase sexual del ciclo, formándose nuevos esporozoitos. Los gametocitos son los responsables de la transmisión de la enfermedad, pero ellos mismos no causan síntomas en sí.

2.- Ciclo de vida en el huésped invertebrado:

Comienza con la ingestión de sangre humana con formas sexuadas por el Anopheles. En el estómago del mosquito, el microgameto es atraído por el macrogameto ocurriendo la fertilización con formación del cigoto, 24-48 horas después tenemos un oozigoto diploide que se divide por meiosis y forma el ooquineto que penetra a través de la capas del estómago y se adhiere a su cara externa, donde se convierte en ooquiste inmóvil.

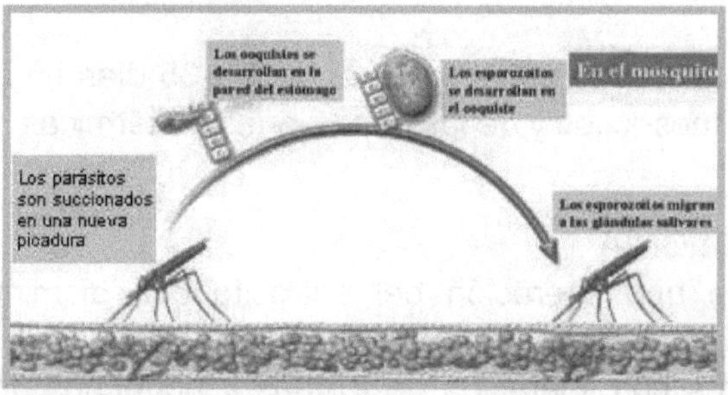

El ooquineto atraviesa el intestino del mosquito y se enquista en la pared exterior, formando un ooquiste que se desarrolla y se divide mediante meiosis durante 10 días a 3 semanas para formar esporozoítos. De cada ooquiste se generan entre 1000-10000 esporozoitos que ganan la cavidad del cuerpo del mosquito y posteriormente alcanzan las glándulas salivares, (periodo de incubación extrínseco). Los esporozoitos son alargados en forma de huso y tras madurar en las glándulas salivares capacitan a la hembra para producir la infección en el hombre.

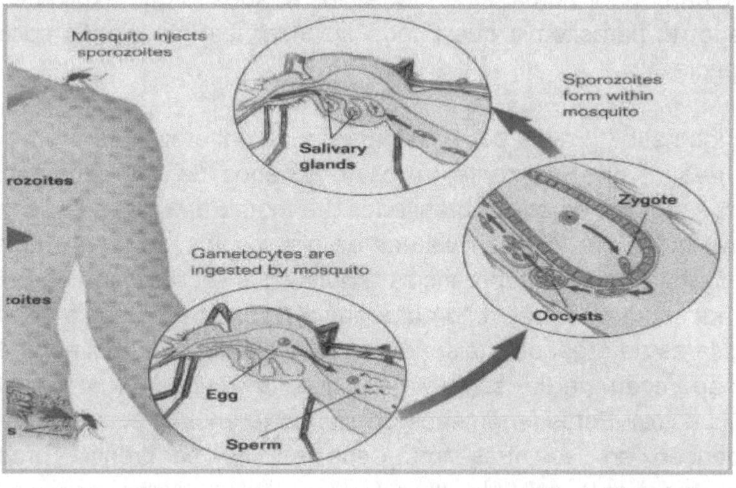

El ciclo se cierra cuando los esporozoítos migran a través del hemocele del mosquito hasta sus glándulas salivares y las invaden de modo que los mosquitos pueden inocular los esporozoítos a nuevos hospedadores vertebrados.

La duración del ciclo es variable, entre 8 a 35 días en función de la especie de mosquitos y de las condiciones de térmicas.

FISIOPATOLOGÍA

Se produce una alteración del eritrocito con disminución de la deformidad, aumento de la adhesividad, fragilidad y destrucción de los eritrocitos con liberación de toxinas y antígenos, formación de inmunocomplejos circulantes, activación de factores del complemento y disminución del transporte de oxigeno. Estas alteraciones provocan anemia, pigmentación de órganos, oclusiones capilares e hipertrofia de hígado y bazo.

El grado de anemia depende de la preferencia del parasito por eritrocitos de determinada edad, el P. Vivax y P. Ovale tienen predilección por hematíes jóvenes, P. Malariae por los maduros y P. Falciparum por hematíes de todas las edades lo que explica el alto grado de parasitemia que puede alcanzar las infecciones por esta especie.

En los casos graves por P. falciparum, las alteraciones producidas se deben, principalmente, a los fenómenos de cito-adherencia y secuestro de hematíes parasitados. La membrana de estos, al estar parasitados por formas maduras de plasmodios, se vuelve rígida y se forman unas protuberancias (knobs) que facilitan su adherencia al endotelio vascular (cito-adherencia), principalmente, a nivel de capilares de órganos vitales, sobre todo cerebrales y pulmonares, y desaparecen de la sangre periférica, a la que ya no vuelven (secuestro). Estos fenómenos de cito-adherencia y secuestro no se producen en las otras tres especies. La adherencia produce enlentecimiento del flujo sanguíneo en los capilares, con hipoxia, metabolismo anaerobia, aumento local de citocinas, glucólisis anaeróbica y acidosis láctica.

Para saber más:

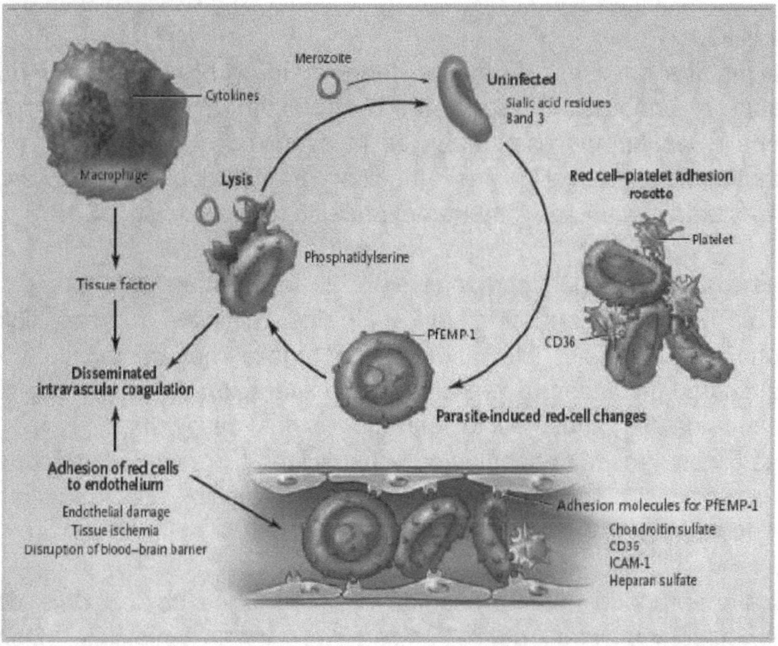

PERIODOS DE INCUBACIÓN

El periodo de incubación depende de la especie de Plasmodium: P. falciparum: 10-12 días; P. vivax y ovale: 14 días y P. malariae: 28 días (algunas cepas de P. vivax presentes en climas templados pueden no causar enfermedad clínica hasta un año después de la infección).

Entre los factores que influyen en la duración del periodo de incubación destacan:

- Grado de inmunidad.
  Haber realizado quimioprofilaxis.
- Vía de contagio: mosquito, transfusión o congénita.

- En las formas transfusionales no se produce el ciclo hepático y el periodo de incubación es menor y, además, no hay hipnozoitos en las infecciones por P.vivax o P. ovale.

CLÍNICA

La malaria es una enfermedad febril aguda, con paroxismos que tienen relación con la especie de plasmodium. El cuadro clínico se debe a las formas asexuadas de la esquizogonia hemática y las manifestaciones varían en función de la especie, la carga parasitaria y el estado inmune del paciente.

Las manifestaciones comunes a todas las formas son fiebre, en forma de crisis febril, cefalea, escalofríos, mialgias, vómitos, dolor abdominal, anemia, ictericia, esplenomegalia, hepatomegalia y el paroxismo palúdico que coincide con la liberación de los merozoítos desde los hematíes, evolucionando en los casos más graves a trastornos de la coagulación, insuficiencia renal, alteraciones neurológicas, síndrome de esplenomegalia tropical, shock e incluso fallecimiento.

La fiebre puede estar precedida de pródromos de 2-3 días con febrícula, malestar general, cefaleas y artromialgias. Debe recordarse que hasta en un tercio de los casos la malaria puede presentarse inicialmente como un cuadro gastroenterico, con fiebre, escalofríos, vómitos, dolor abdominal y diarrea.

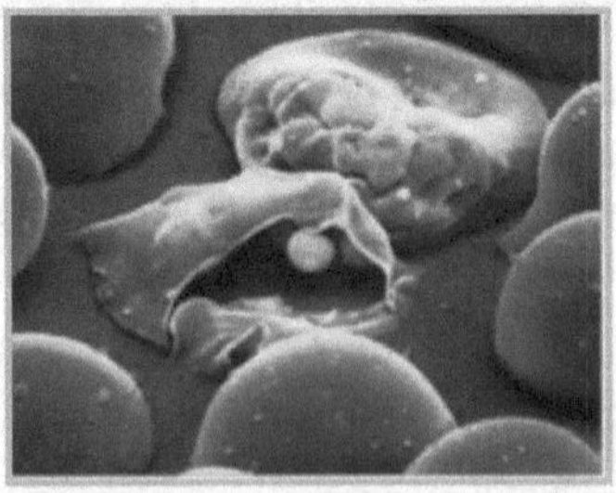

Un episodio de paroxismo comienza con malestar, escalofríos abruptos tras alcanzar los 39 a 41 ºC, pulso rápido y filiforme, poliuria, cefalea y nauseas. Después, la fiebre baja y hay sudoración abundante durante un período de 2 a 4 horas. Los paroxismos palúdicos típicamente se producen aproximadamente cada 48 horas con P. vivax, P. falciparum y P. ovale y aproximadamente cada 72 horas con P. malariae. Estos intervalos no son rígidos: pueden producirse paroxismos diarios en infecciones mixtas o en las primeras fases de la infección (especialmente con P. falciparum).

Entre los factores de los que depende el cuadro clínico destacan:
- P. ovale y P. vivax parasitan los hematíes más jóvenes, P. malariae los más viejos y P. falciparum los de todas las edades, por lo que sus parasitemias pueden ser mucho mayores.
- En cuanto al huésped, el grado de inmunidad, innata o adquirida, que éste pueda presentar (semi-inmunidad), influye en las manifestaciones.
- Factores protectores innatos: drepanocitosis heterocigótica y ovalocitosis; el grupo sanguíneo Duffy protege contra el paludismo por P. vivax, ya que es necesario para que el parásito penetre en los hematíes.
- Resistencia adquirida o semi-inmunidad: se desarrolla tras infecciones repetidas, aparece a partir de los 4-5 años de vida y se caracteriza por parasitemias bajas y síntomas leves o ausentes.
- El paludismo es frecuentemente atípico en personas que han estado sometidas a quimioprofilaxis. El período de incubación puede durar semanas después de haber interrumpido el tratamiento quimioprofiláctico. En lugar de los típicos brotes periódicos de escalofríos y fiebre, el paciente puede tener cefalea, dolor en fosas renales y fiebre irregular; puede ser difícil encontrar los parásitos en las muestras de sangre.

Así mismo, de manera específica, **cada tipo de Plasmodium** puede presentar una sintomatología más característica:

1. **P. falciparum**: es la especie que produce enfermedad más grave y con mayor morbimortalidad. Se asocia a complicaciones, como las que se describirán posteriormente.
2. **P. vivax y ovale**: cuadro de fiebre más leve, que con frecuencia se acompaña de hiperesplenismo. Se relaciona con recaídas hasta 3-5 años tras la infección primaria (por presencia de hipnozoitos hepáticos).
3. **P. malariae**: en relación con parasitemia asintomática crónica.
4. **P. knowlesi**: clínica similar a P. falciparum con elevada mortalidad y elevada parasitemia. Puede producir insuficiencia hepatorrenal severa.

- **Idea Clave:** Ante un todo cuadro febril, en los primeros meses tras un viaje a zona palúdica debemos sospechar malaria hasta no demostrar lo contrario.

Desde el punto de **vista clínico** distinguimos las distintas presentaciones:

1. **Paludismo no complicado.**
2. **Paludismo grave o complicado.**
3. **Paludismo y embarazo.**
4. **Paludismo en la infancia.**
5. **Paludismo e infección por el virus de la inmunodeficiencia humana (HIV).**
6. **Otras complicaciones (independientes de las del paludismo grave paludismo no complicado).**

1. PALUDISMO NO COMPLICADO

Los síntomas iniciales son inespecíficos y comunes a las cuatro especies. El principal, la fiebre, aparece al romperse los hematíes parasitados. Esta ruptura al inicio es anárquica, por lo que el patrón de fiebre es irregular. Posteriormente se sincroniza y se hace cíclica, de esta forma se observan periodos de fiebre alternados con periodos de temperatura normal: por esto se conoce los distintos tipos de malaria fiebres tercianas o cuartanas según transcurran dos o tres días entre dichos accesos de fiebre:

Paludismo terciano (fiebres tercianas), maligno (causado por P falciparum), paludismo terciano benigno o primaveral (causado por P. vivax o por P. ovale) y paludismo cuartano (fiebres cuartanas) (causado por P. malariae). Suele acompañarse de escalofríos, cefaleas y artromialgias.

Al comienzo del ataque los síntomas se asemejan a una gripe: malestar general, cansancio, mialgia, cefalea. Estos síntomas son poco específicos. Después de un tiempo aparece fiebre y la mialgia y cefalea empeoran. A veces se produce también dolor abdominal y diarrea, principalmente en niños, por lo que no debe confundirse el paludismo con una "infección intestinal", ni con un "proceso gripal".

En el P. malariae, la infección inicial (primo-invasión) puede pasar inadvertida, con parasitemias muy bajas, indetectables con microscopía, y persistir así durante 20-30 años, o más, al cabo de los cuales puede manifestarse como una fiebre cuartana.

MALARIA NO COMPLICADA

- **Asintomático en el período inicial que puede prolongarse en pacientes con inmunidad parcial o quimioprofilaxis incompleta**
- **Cefalea, fatiga, febrícula, mialgias**
- **Paroxismos de fiebre, irregulares a lo largo del día, asociado o no a taquicardia y delirios (las fiebres cíclicas son infrecuentes)**
- **Palidez cutánea o ictericia**
- **Hepatomegalia y esplenomegalia**
- **Vómitos, diarrea, dolor abdominal**
    - **En niños también se puede ver tos**

Idea claves:

- El paroxismo típico tiene varias fases, la primera, fría de escalofríos y tiritona, la segunda, sensación caliente con fiebre alta y la tercera mojada con sudoración profusa con fiebre que va bajando.

- La fiebre, al regreso de una zona endémica, es una urgencia médica y hay que descartar siempre malaria
- Los viajeros que regresen a su país deben recordar a sus facultativos de cualquier viaje a zonas de riesgo de paludismo durante los 12 meses previos.

2. PALUDISMO GRAVE O COMPLICADO

El paludismo grave suele verse en la infección por P. Falciparum (poco frecuente en P.Vivax) y afectan con mayor frecuencia a niños, embarazadas y esplenectomizados. Se produce cuando las infecciones por P. Falciparum se complican por fallos orgánicos y o anormalidades sanguíneas o metabólicas del paciente. El diagnóstico precoz y el tratamiento adecuado son fundamentales para minimizar la posibilidad de este cuadro. En los viajeros las complicaciones aparecen en el 9-10% de los casos de malaria por P. Falciparum y causa la muerte en el 1-1.5% de las ocasiones.

MALARIA GRAVE

1. Paludismo cerebral
2. Anemia severa Hb menor 5 g/dl
3. Hipoglicemia menor de 40 mg%
4. Acidemia metabólica
5. Insuficiencia Renal Aguda GU <12cc/k/dia
6. Coagulopatía
7. Hemoglobinuria e Ictericia
8. Hipotension TAS < 50 mm H
9. Edema pulmonar
10. Hiperparasitemia mayor del 5%

Entre los criterios que definen la malaria grave o complicada destacan:

- **Anemia severa**: (HB <8 gr/d). En niños, si la hemoglobina (Hb) es < 5 g/L y el hematocrito (Hto) es menor del 15%, es la complicación más frecuente en niños en áreas endémicas, tiene alta mortalidad. Su causa es multifactorial (hemólisis, secuestro y aplasia medular transitoria). En los viajeros es una complicación poco frecuente.

- **Alteraciones neurológicas**: Es la forma más grave y se observa en enfermos no inmunes con una encefalopatía difusa, cefalea, disminución del nivel de conciencia, convulsiones repetidas, coma, rigidez de descerebración o decorticación y muerte.

  Se presenta como:
  - o Alteración del nivel de conciencia (no atribuible a otras causas)
  - o Como tras convulsión> 6 horas
  - o > 2 convulsiones en menos de 24 horas
  - o Somnolencia, Glasgow oscilantes o deterioro mental progresivo
  - o Puede manifestarse con lesiones de retinopatía malárica (edema retiniano, hemorragias retinianas, manchas de Roth (hemorragias en centro blanco) y alteraciones vasculares).

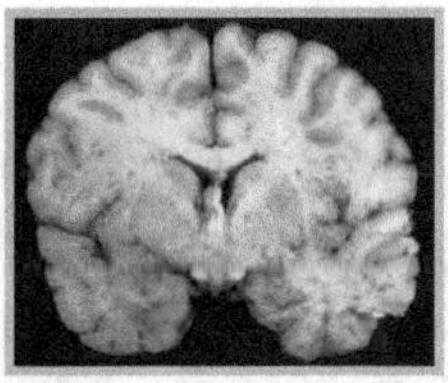

La focalidad neurológica es rara y la tomografía axial computarizada (TAC) cerebral suele ser normal. Las secuelas neurológicas se asocian con convulsiones prolongadas, coma prolongado, hipoglucemia y anemia grave.

- La **fiebre de la orina negra** ("black water fever") es una enfermedad grave que se debe a una hemólisis aguda masiva por Plasmodium falciparum y se puede producir en personas que toman quinina en forma irregular. La parasitemia es generalmente baja. Se produce fiebre elevada, ictericia, dolor de espalda, hemoglobinuria (orina muy oscura) e insuficiencia renal. La mortalidad es elevada. Cuando la quinina dejo de ser utilizada para la prevención de la malaria este cuadro dejo de ser común. Se debe efectuar el diagnóstico diferencial con la leptospirosis y alguna tipo de fiebre hemorrágica viral.

- **Hipoglucemia** (grave si es < 40 mg/dl): en relación al consumo de glucosa periférica por el parásito y disminución de la glucógenolisis. Es una complicación frecuente sobre todo en embarazadas y también puede ser secundaria al tratamiento con quinina o quinidina parenterales y aparece a las 48-72 horas. La quinina al estimular las células beta del páncreas agrava la hipoglucemia. Puede producir obnubilación, confundirse con malaria cerebral o relacionarse con el tratamiento con quinina intravenosa. Es una complicación infrecuente en viajeros, salvo en embarazadas.

- **Parasitemia severa** >5% en inmunes y >20% en no inmunes indican mal pronóstico.

- **Acidosis metabólica grave**: (pH < 7,35 y/o bicarbonato < 15 mmol/L).

- **Fracaso renal agudo**: Es frecuente en viajeros, se debe a una necrosis tubular aguda secundaria a deshidratación (vómitos, fiebre) o a una tubulopatía secundaria a la hemoglobinuria. Es raro en niños.

- **Shock**: multifactorial: hiponatremia, disminución de la osmolaridad, hipovolemia por deshidratación, hemorragias intestinales. Puede acompañarse de sepsis por sobreinfección. Es frecuente en viajeros.

- **Trastornos de coagulación** por trombopenia. Las hemorragias retinianas son predictivas de complicaciones. Raramente CID. Rotura esplénica.

- **Hemoglobinuria macroscópica.**
- **Sobreinfección bacteriana.** Por bacilos gramnegativos.
- **Insuficiencia respiratoria**:

  a) Edema agudo de pulmón, más frecuente en niños, responde a diuréticos.

  b) Insuficiencia respiratoria, por aumento de la permeabilidad vascular pulmonar (Distress respiratorio): más frecuente en adultos.

La menor o mayor gravedad de la enfermedad estará determinada por el número de criterios de gravedad que tenga el paciente.

	Criterios de gravedad de la malaria importada
CLINICO	- Alteración del nivel de conciencia - Postración - Convulsiones múltiples - Insuficiencia Respiratoria Aguda - Shock - Ictericia asociada a otra lesión de órgano diana - Sangrado Espontaneo
ANALITICO Y RADIOLOGICO	- Hipoglucemia - Acidosis metabólica - Anemia normocítica grave - Hemoglobinuria - Hiperlactacidemia - Insuficiencia Renal Aguda - Edema agudo de pulmón o Síndrome de distress respiratorio agudo
PARASITOLOGICO	- Hiperparasitemia

3. PALUDISMO Y EMBARAZO

Aproximadamente 24 millones de embarazadas sufren de malaria cada año en el mundo. Se considera que la infección palúdica en zonas endémicas explica entre 3-15% de la anemia, 8-14% del Bajo Peso al Nacer y 3-8% de la mortalidad infantil, y se estima que entre 75 000 y 200 000 casos de mortalidad infantil anual se asocian con ella. La tasa de mortalidad perinatal causada por malaria en los países africanos se calcula entre 25-80 por 1000 nacidos vivos por año.

Diversas complicaciones se presentan en la gestante, el curso del embarazo y el neonato con más frecuencia y mayor intensidad cuando la gestante sufre malaria. La anemia es la complicación más frecuente y es responsable de casi el 50% de las complicaciones en las gestantes maláricas de zonas malaricas de intensa y estable transmisión. El paludismo gestacional puede acompañarse de abortos y mortinatos. La infección placentaria y la anemia se relacionan con una mayor posibilidad de Retraso del Crecimiento Intrauterino y prematurez, así como una frecuencia dos veces mayor de mortinatos.

La malaria es clínicamente diferente y más grave en la gestante que en la no embarazada. En la embarazada tiene una frecuencia tres veces mayor de complicaciones como malaria cerebral, hipoglicemia, síndrome de dificultad respiratoria y anemia hemolítica.

Durante el embarazo disminuye la semi-inmunidad adquirida y aumenta la frecuencia y gravedad de los accesos palúdicos, sobre todo en primigestas y en el primer y segundo trimestre del embarazo. En las gestantes se conjuga una doble situación que aumenta la posibilidad de enfermar y sufrir las consecuencias negativas por la malaria, ya que presentan una susceptibilidad aumentada de naturaleza inmunológica para esta enfermedad, a lo que se suma una exposición diferencial a la enfermedad en función del grado de vulnerabilidad determinado por las condiciones sociales, económicas y culturales en las que está inmersa.

4. PALUDISMO EN LA INFANCIA

Es la principal causa de morbilidad-mortalidad infantil en África, siendo raro en lactantes de menos de tres meses, debido a los anticuerpos transmitidos por la madre. El paludismo severo ocurre, principalmente, entre los seis meses y los tres años de edad.

El periodo de incubación oscila entre 10 y 14 días en la mayoría de los casos aunque en algunos de ellos y según la especie (p. Malarie por ej.) puede llegar a 40 días.

Los síntomas iníciales son inespecíficos: cefalea, náuseas, vómitos, mialgias y pueden desencadenarse por un foco infeccioso. Posteriormente aparece el cuadro clásico de crisis palúdica con fiebre elevada (habitualmente superior a 39° C) que suele acompañarse de escalofríos, cefalea, y en los niños, con frecuencia síntomas digestivos o de la esfera ORL. En niños semi-inmunes, procedentes de área endémica, la fiebre no siempre está presente.

En la exploración física suele encontrarse palidez de piel y mucosas, esplenomegalia y en ocasiones hepatomegalia.

El paludismo severo o malaria complicada se produce en la mayoría de los casos por p. falciparum y p. knowlesi. Puede presentarse como alteración de la conciencia, delirio, crisis convulsivas o coma (malaria cerebral), postración extrema con incapacidad para alimentarse, distress respiratorio, colapso circulatorio, ictericia, hemorragias mucocutáneas (petequias) e insuficiencia renal aguda (poco frecuente en niños). En cuanto a las alteraciones hematológicas, se encuentan la anemia severa (Hb< 5gr%) por hemólisis intravascular aguda e hiperesplenismo (frecuente en niños y de predominio en menores de 2 años), hiperbilirrubinemia secundaria, trombopenia, coagulación intravascular diseminada, acidosis láctica e hipoglucemia severa (glucemia < 40mg/dl) por aumento del consumo de glucosa por el parásito y hepatopatía. A veces se produce hemoglobinuria por hemólisis intravascular masiva. Los niños con paludismo severo deben ser hospitalizados ya que sin tratamiento es mortal en la mayoría de los casos y con tratamiento la mortalidad llega a ser del 10 al 20%.

5. PALUDISMO E INFECCIÓN POR EL VIRUS DE LA INMUNODEFICIENCIA HUMANA (VIH)

Las dos enfermedades coinciden en amplias zonas de África. Cada vez es mayor la evidencia de la interacción entre paludismo falciparum e infección VIH. En mujeres embarazadas las parasitemias en placenta son mayores, aumentando el riesgo de transmisión vertical. El bajo peso del recién nacido es mayor si la madre está coinfectada. En zonas de alta transmisión de malaria, los pacientes VIH positivos con inmunodepresión severa tienen parasitemias mayores.

6. OTRAS COMPLICACIONES

- P. malariae puede producir un **síndrome nefrótico.**
- **Roturas esplénica,** descrito en infecciones por las cuatro especies.
- La **septicemia por Salmonella** puede ocurrir en paludismo falciparum, especialmente en niños africanos.
- **Síndrome de Esplenomegalia malárica hiperreactiva.**

Algunos pacientes pueden presentar una reacción inmunológica importante frente a la infección por P. falciparum. Los niveles de inmunoglobulina tipo IgM son muy elevados y se forman inmunocomplejos que son eliminados por el sistema retículo endotelial, el cual se hipertrofia con esplenomegalia (a veces también hepatomegalia).

Este cuadro está definido por los siguientes criterios:

1.- **Criterios mayores**:

- Esplenomegalia ≥10cm
- Aumento IgM
- Elevado título de Ac antimalaria
- Respuesta clínica e inmunológica al tratamiento antipalúdico prolongado a dosis profilácticas.
- Parasitemias suelen ser negativas o muy bajas

2.- **Laboratorio:**

- Anemia, trombopenia, leucopenia, linfopenia
- Hiperbilirrubinemia, hipertransaminemia, elevación de la LDH.
- Hipoglucemia, hipocolesterolemia, hiponatremia.

Tras un tratamiento antimalarico adecuado seguida de quimioprofilaxis antimalárica durante varios meses, desaparece la esplenomegalia, sin embargo el cuadro evoluciona muy lentamente. Raramente es necesaria una esplenectomía.

Para terminar este apartado sobre los aspectos clínicos, es interesante **conocer la diferencia entre los términos que** se indican a continuación:

1. Recidiva: reaparición del cuadro clínico después de la infección primaria, debido al paso de hipnozoitos a la sangre. Se produce por los mismos parásitos de la infección primaria por P. vivax y P. ovale.

2. Recrudescencia: aparición del cuadro clínico por fracaso del tratamiento con esquizonticidas hemáticos, no por la acción de los hipnozoitos. Se producen principalmente con P. falciparum.

3. Re-infección: es una nueva infección (parásitos distintos a los de la infección primaria).

ANALÍTICA

Entre los hallazgos analíticos destacan: Hemograma (anemia hemolítica, trombopenia), bioquímica con función renal y hepática (elevación de LDH, transaminasas y bilirrubina indirecta), Hipergammaglobulinemia, proteína C reactiva, sistemático de orina (hemoglobinuria y hematuria).

DIAGNOSTICO DIFERENCIAL

En el diagnóstico clínico diferencial de la malaria se debe incluir una gran variedad de cuadros febriles infecciosos que tienen un curso agudo y manifestaciones clínicas generales; en especial, es importante considerar los cuadros clínicos que cursan con fiebre y esplenomegalia. Sin embargo, los síntomas iniciales pueden ser sugestivos, incluso, de cuadros virales como influenza u otro cuadro viral de resolución espontánea.

Entre las enfermedades que es importante considerar, cabe mencionar la leishmaniasis visceral, la toxoplasmosis aguda, la fiebre tifoidea, la endocarditis infecciosa, la enfermedad de Chagas en fase aguda, la tuberculosis miliar, la brucelosis y algunas arbovirosis como el dengue.

Cuando el cuadro clínico cursa con ictericia, especialmente en aquellos casos sugestivos de malaria complicada, habría que considerar como diagnósticos diferenciales la posibilidad de hepatitis grave, leptospirosis icterohemorrágica, fiebre amarilla, septicemia o colangitis.

DIAGNÓSTICO

El diagnóstico precoz y preciso del paludismo resulta esencial para el tratamiento eficaz y la vigilancia de la enfermedad. La buena calidad del diagnóstico es importante, ya que los diagnósticos erróneos pueden comportar una importante morbi-mortalidad.

El diagnóstico de la malaria se basa en criterios clínicos, epidemiológicos y de laboratorio que, con una adecuada anamnesis y examen físico, pueden orientar con alto grado de certeza sobre la sospecha de la enfermedad.

La OMS recomienda la confirmación parasitológica rápida del diagnóstico bien mediante pruebas de microscopia o mediante pruebas de diagnóstico rápido antes de administrar el tratamiento al paciente presuntamente infectado. La elección del método dependerá de aspectos como número de pacientes, características epidemiológicas del paludismo y disponibilidad de técnicos de laboratorio capacitados.

El tratamiento apoyado en el cuadro clínico solo está indicado cuando el resultado de las pruebas diagnósticas no puede obtenerse en un corto plazo de tiempo. Es preciso administrar rápidamente, dentro de las primeras 24 horas después del inicio de la fiebre, un medicamento antipalúdico eficaz y seguro para prevenir complicaciones potencialmente mortales.

Se debe extraer una muestra de sangre ante todo caso sospechoso y analizarla en un laboratorio con experiencia para la detección de parásitos. Si no se encuentran parásitos en el primer frotis de sangre, se deben tomar una serie de muestras de sangre a intervalos y analizarlas de forma cuidadosa. Las pruebas diagnósticas rápidas, pueden ser útiles en los centros en los que no se dispone de microscopia.

El diagnóstico se basa en: **CRITERIOS CLINICOS--EPIDEMIOLOGICOS + LABORATORIO**

1. SOSPECHA CLÍNICO-EPIDEMIOLÓGICA:

Esta enfermedad es una de las principales causas de morbimortalidad en el mundo tropical por lo que sigue vigente la máxima de "Todo paciente con fiebre procedente de un país tropical tiene una malaria hasta que no se demuestre lo contrario".

Los **criterios clínicos** se basan en:

- Cuadro clínico compatible: Fiebre actual o reciente, con paroxismos y sudoración, cefalea, síntomas gastrointestinales, mialgias, artralgias. Anemia y Hepato/esplenomegalia.

Los **criterios epidemiológicos**:

- Antecedentes de exposición, en los últimos 15-30 días, en áreas con transmisión activa de la enfermedad.
- Nexo epidemiológico (tiempo y lugar) con personas con malaria.
- Antecedentes de hospitalización y transfusión sanguínea.

Epidemiológicos:

Exposición en los últimos 30 días

Tiempo y lugar de exposición, personas infectadas

Antecedentes de transfusión sanguínea

Clínicos:

Historia de episodio malárico anterior

Fiebre actual o reciente

Paroxismos de escalofríos intensos, fiebre y sudoración profusa

Anemia

Esplenomegalia

Evidencias de manifestaciones severas y complicaciones de malaria

En todo paciente que se considere un caso probable de malaria, debe confirmarse o descartase el diagnóstico mediante la visualización del parásito en muestras de sangre o la detección de antígenos parasitarios mediante pruebas rápidas.

2. LABORATORIO

Se basa en la visualización de parásitos en sangre, detección de anticuerpos monoclonales frente a antígenos parasitarios o detección de ADN del parásito por medio de la reacción en cadena de la polimerasa (PCR).

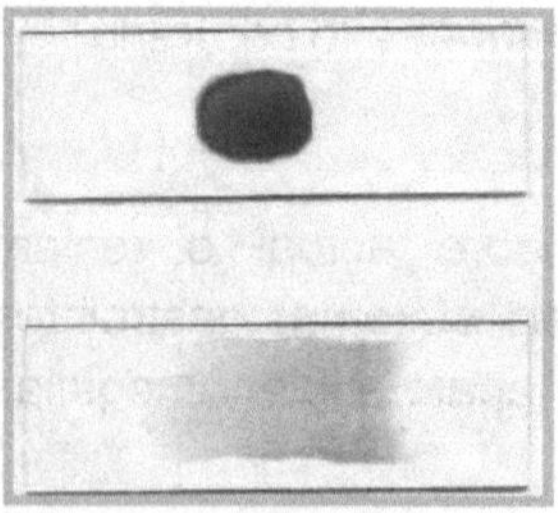

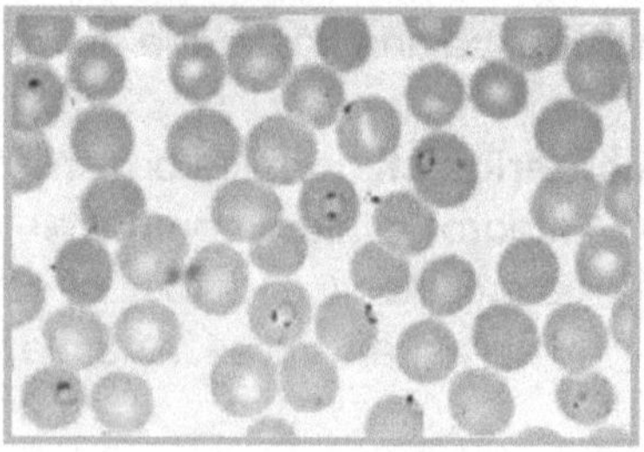

2.1. CONFIRMACIÓN PARASITOLÓGICA:

2.1. A. GOTA GRUESA/FROTIS SANGUÍNEO:

La microscopía (gota gruesa y extensión sanguínea) requiere experiencia y sigue siendo la herramienta principal en la práctica diaria. Permite el diagnóstico de especie y del grado de parasitemia, a través de la visualización de glóbulos rojos (trofozoitos, esquizontes o gametos), sirviendo para monitorizar la respuesta al tratamiento. Su principal inconveniente es la poca sensibilidad en los casos de que la parasitemia sea muy baja.

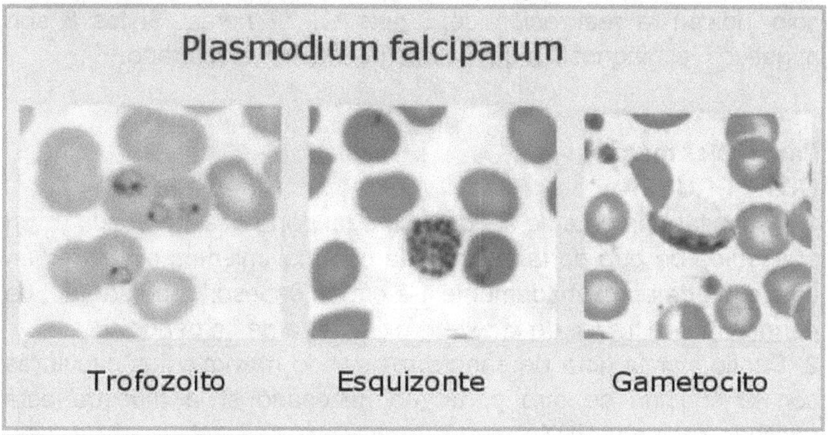

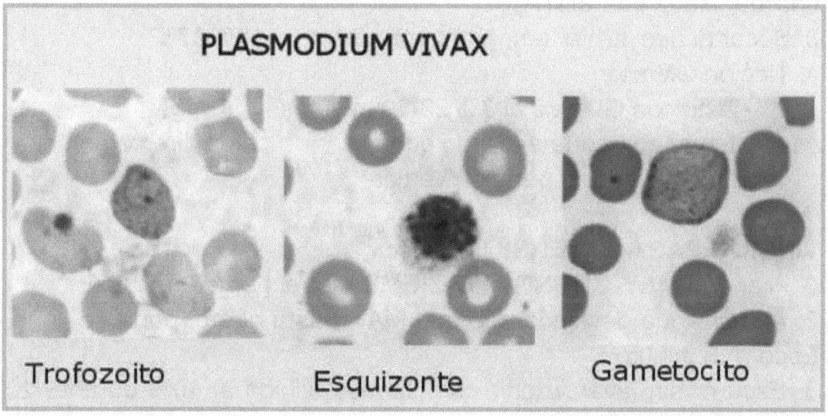

Si esta técnica no se encuentra disponible, es conveniente derivar al paciente a un centro especializado.

La extensión fina de sangre periférica es menos sensible que la anterior. Permite la identificación de la especia y determina la parasitemia de forma más precisa (%). Útil en el diagnostico, en la evaluación de la respuesta terapéutica y en el pronóstico.

Dado que los individuos no inmunes pueden ser sintomáticos con una densidad de parásitos bajos, en principio pueden ser indetectables por frotis, estos deben repetirse cada 8-12-24 horas hasta un total de 3 sets (12-24 h para el CDC USA). Otros autores solo indican la realización de 3 sets en 72 horas. Si los 3 son negativos, el diagnóstico de malaria puede ser descartado.

Para saber más:

GOTA GRUESA

1. Depositar una gota de sangre sobre un porta desengrasado y con la esquina de otro porta, extenderla con movimientos circulares en un círculo de aproximadamente 1-2 cm. El espesor debe ser tal que permite leer, a través de la extensión, la letra de un periódico.
2. Desfibrinar la gota de sangre realizando movimientos circulares con la esquina de otro porta (no necesario si la muestra está anticoagulada con EDTA).
3. Secar al aire 12h a temperatura ambiente o 1h a 37ºC.
4. Tinción Giemsa
   - -Teñir con Giemsa al 3% 20-30 minutos.
   - - Lavar con agua evitando que el chorro caída directamente.
   - - Dejar secar en posición vertical

TINCIÓN PARA EXTENSIÓN FINA:

1. Fijar con MAY-GRUNWALD GIEMSA en el porta 3 minutos.
2. Añadir agua destilada sobre el MAY hasta que el porta se llene. Esperar 3 minutos.
3. Escurrir sin lavar y teñir con Giemsa diluida al 10% durante 20 minutos.
4. Escurrir y lavar con agua.
5. Limpiar los restos de colorante de la parte inferior y dejar secar.
6. Deben observarse al menos 200 o 300 campos con objetivo de inmersión antes de indicar un resultado negativo.

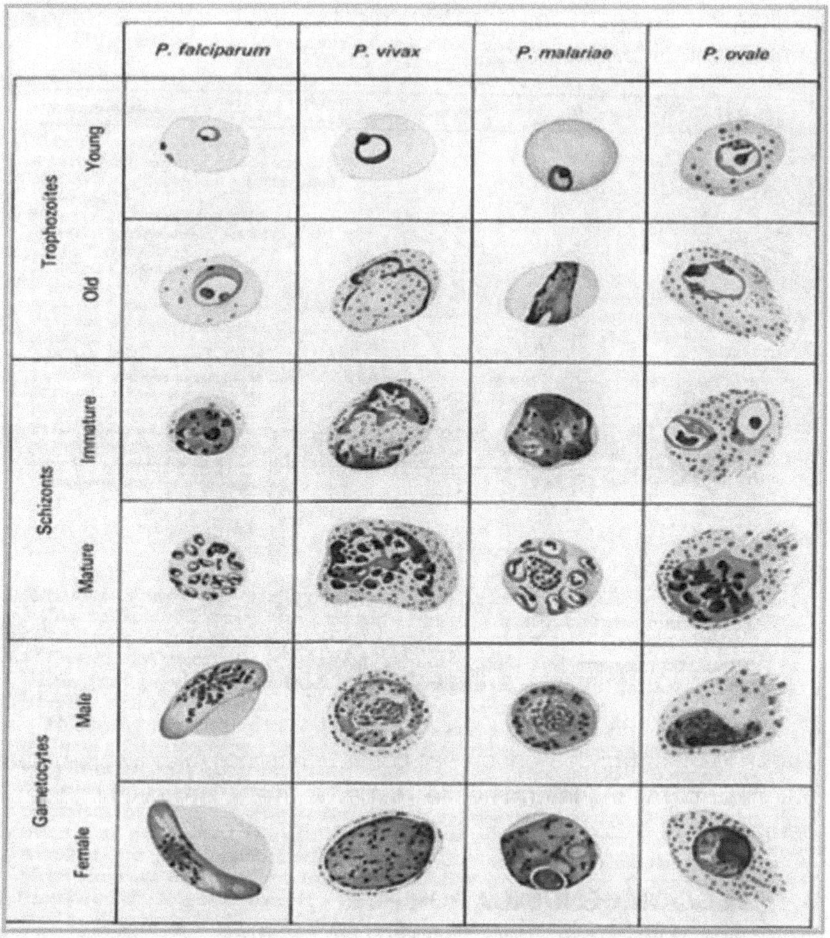

2.1. B. TÉCNICAS INMUNOCROMÁTICAS (TEST ICT, OPTIMAL).

1. - TEST ICT: HPR-2 (HISTIDINE-RICH PROTEIN 2)

2.- TEST OPTIMAL: DETECCIÓN ENZIMA (LDH)

Son test rápidos que detectan antígenos de P. falciparum y P. vivax en sangre. Son sencillos de realizar, no necesitan microscopio y tienen alta sensibilidad y especificidad (85-95 y 90-95%) cuando la parasitemia es alta, pero pueden dar falso negativo si esta es mínima y falsos positivos (tras tratamiento). No detectan el grado de parasitemia ni formas mixtas.

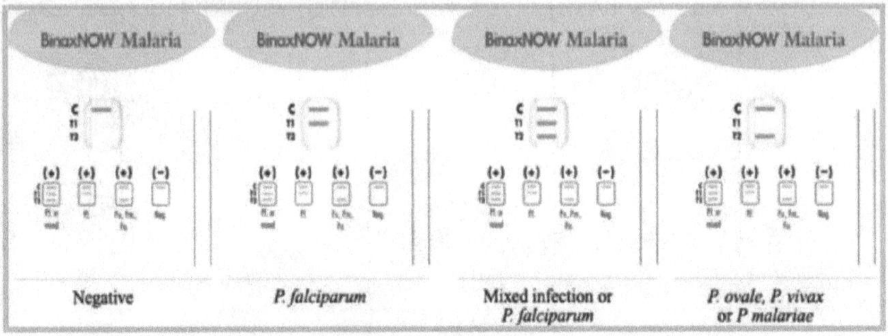

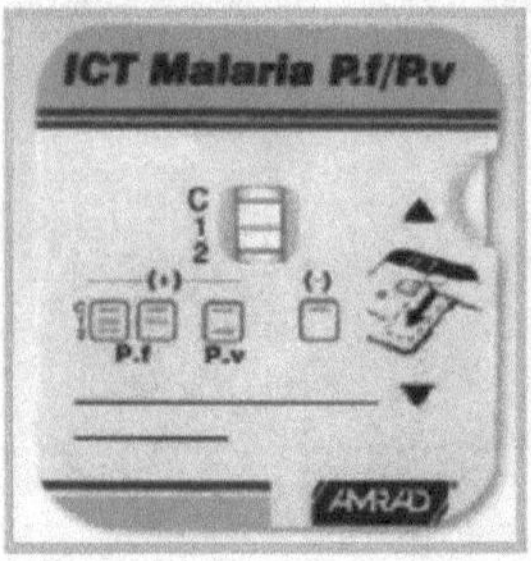

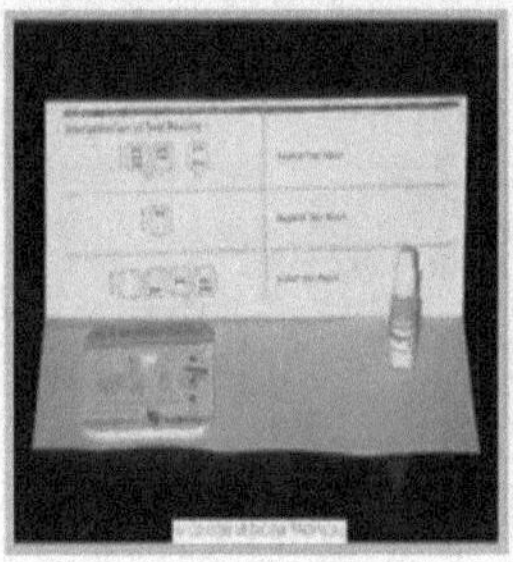

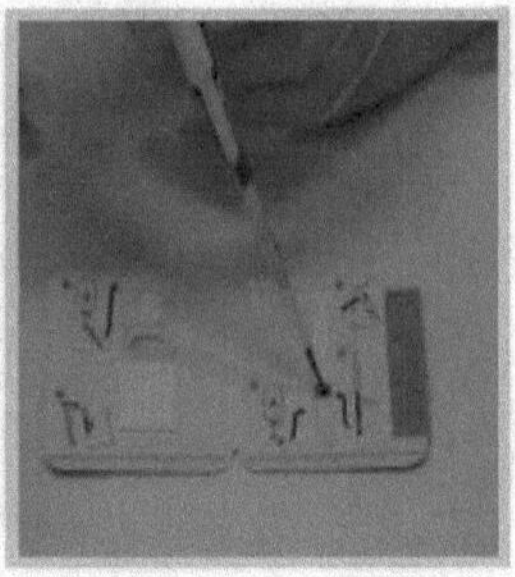

Todos los test rápidos deben ser confirmados por microscopia, que además permite determina la especie de Plamodium spp y determinar el índice de parasitación.

3. DETECCIÓN GENÓMICA POR PCR:

Detección genómica del parásito en sangre. Presenta gran sensibilidad y especificidad. Indicada ante parasitemias muy bajas, estudio de pacientes asintomáticos que van a ser sometidos a inmunosupresión, que han realizado quimioprofilaxis o tratamiento inccompletos, en aquellos con alta sospecha clínica y resultados de laas técnicas anteriores negativas, cuando la gota gruesa es falsamente negativa y ante la sospecha de parasitemia mixta. Sirve para las 4 especies (hasta 5 parásitos/ µl). Sólo se realiza en centros especializados.

Inconventientes de esta técnica:

- necesita un tiempo (24 - 48 horas)
- Personal y equipo experto
- Coste económico elevado

Esta técnica se utiliza para el cribado de patología importada en pacientes asintomáticos proveniente de zonas de riesgo y en casos de estudio de malaria congénita.

- **Las pruebas serológicas** no son útiles para el diagnósticos del episodio agudo de malaria, si para el de esplenomegalia hiperreactiva malárica.

Resumen de pruebas diagnósticas:

	TIPO DE TECNICA	VENTAJAS	INCOVENIENTES
FROTIS/G.GRUESA	Tinción	Fácil realizar, barata, Diferenciación de especies	Personal experto, no parasitemias muy bajas, difícil en parasitemias mixtas
DETECCION HRP2 PARASITARIO	Inmunocroma-tografia	Fácil realizar No requiere personal especializado	Baja sensibilidad con bajas parasitemias, falsos positivos con Factor Reumatoide. No detecta ovalae ni malariae
DETECCION LDH PARASITARIO	Inmunocroma-tografia	Idem que HRP2 Mejor para P. Vivax	Idem que HRP2
PCR	Detección genómica por PCR múltiple	Detección de parasitemias bajas e infecciones mixtas Control de tratamiento	Precisa equipo adecuado y personal especializado

Algoritmo de manejo de la malaria

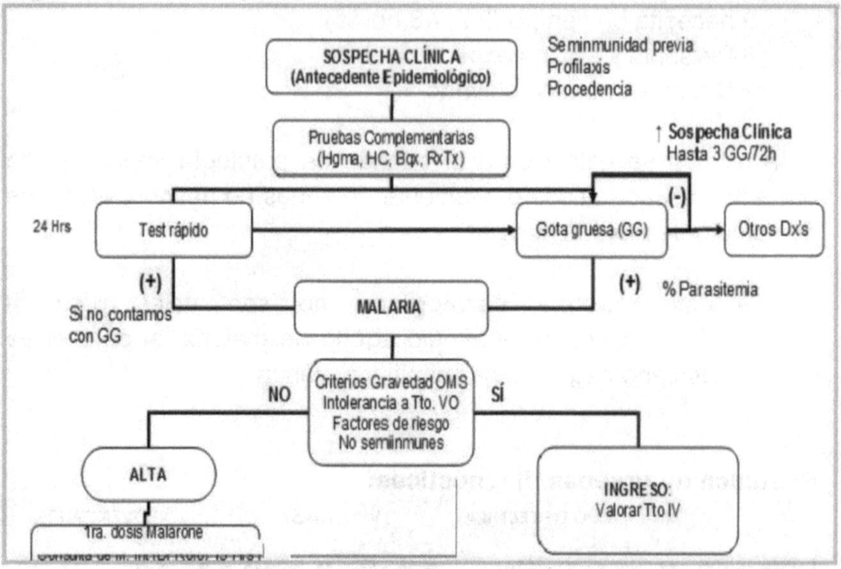

Otras exploraciones recomendadas son:

- Analítica general completa (hemograma, reticulocitos, bioquímica, ldh)
- Si se sospecha malaria grave:
  - o Equilibrio acido base, función renal, bilirrubina, hemocultivo, radiografía de tórax, y opcional una ecografía abdominal.
- Si se sospecha malaria cerebral:
  - o Estudio de LCR con bioquímica, cultivo bacteriano y PCR bacteriana (no está indicado la búsqueda del parasito en LCR).
  - o Fondo de ojo.

	P .vivax	*P. ovale*	*P. malariae*	*P. falciparum*
Glóbulo rojo infectado	Tamaño aumentado; puntos de Schüffner presentes	Tamaño aumentado; puede ser oval con fimbrias; puntos de Schüffner presentes	Tamaño normal o menor de lo normal	Tamaño normal; pueden observarse hendiduras de Maurer
Fase de anillo (trofozoito precoz)	Bastante grande; uno o dos puntos de cromatina; puede haber dos anillos por eritrocito	Compacto; raramente dos anillos por eritrocito	Compacto; raramente dos anillos por eritrocito	Pequeño y delicado; a menudo dos puntos de cromatina; a menudo dos o más anillos por eritrocito; formas adheridas frecuentes
Trofozoito tardío	Grande; ameboide; pigmento en forma de bastones finos	Pequeño; no ameboide; pigmento granuloso	Pequeño; compacto; a menudo en forma de banda; pigmento granuloso	Tamaño moderado; generalmente compacto; pigmento en gránulos
Esquizonte maduro	Grande; merozoítos grandes (12-24); pigmento coalescente	Más pequeño que *P. vivax*; merozoitos (6-12 merozoitos); pigmento más oscuro que en *P. vivax*	Pequeño; merozoitos grandes (6-12); aspecto de "margarita" característico; pigmento granuloso	Raro en la sangre periférica; merozoítos pequeños (8-26); masa única de pigmento
Gametocitos	Esféricos; compactos; núcleo único; pigmento difuso y granuloso	Parecidos a *P. vivax*, pero más pequeño	Parecidos a *P. vivax* pero más pequeños, menos numerosos y sin puntos de Schüffner	En forma semilunar, núcleo único

Características morfológicas de los parásitos en extensiones sanguíneas finas (OMS)

DEFINICIONES DE LA ENFERMEDAD

De acuerdo con el protocolo de paludismo de la Red Nacional de Vigilancia Epidemiológica consideramos las siguientes definiciones:

DEFINICIÓN CLÍNICA DE CASO: Fiebre intermitente con escalofríos que por lo regular se acompaña de cefalalgia y náuseas que termina con sudoración profusa. Después de un lapso sin fiebre se repite el ciclo de escalofríos, fiebre y sudores todos los días, en días alternos o cada tercer día.

CRITERIO DIAGNÓSTICO DE LABORATORIO: Demostración de los parásitos en sangre periférica. Pueden ser necesarios estudios microscópicos repetidos por la variación de la densidad de la parasitemia por P. falciparum durante el ciclo asexual; a veces no se demuestra la presencia de los parásitos en los frotis de pacientes que han sido tratados en fecha reciente o que están bajo tratamiento.

CLASIFICACIÓN DE CASOS:

Caso Sospechoso/probable: Enfermedad compatible con la definición clínica de caso en un residente o visitante de una región con paludismo endémico.

Caso Confirmado: Compatible con la definición clínica de caso y confirmado por laboratorio.

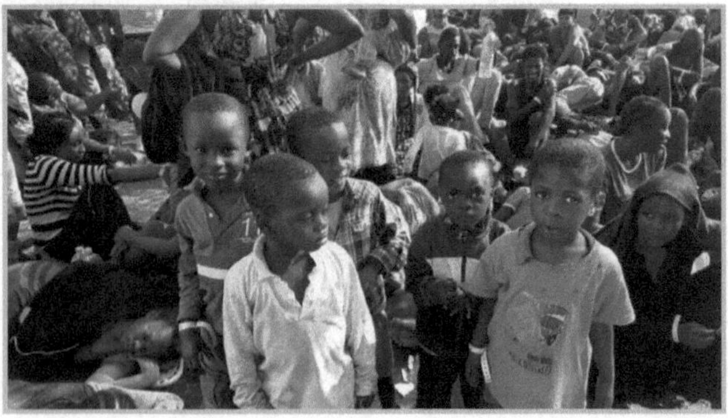

TRATAMIENTO

Hasta hace poco la mayoría de la gente, incluidos los profesionales de la salud, pensaban que el paludismo era una enfermedad que duraba toda la vida. Esto era debido a que en España la principal infección malárica era causada por la especie *Plasmodium vivax*. Algunos parásitos de esta especie al penetrar en las células del hígado quedaban en estado latente y podían producir con posterioridad al ataque primario nuevos ataques (denominados recidivas o ataques secundarios) a los meses o incluso a los años de haber sufrido el primer ataque.

En la actualidad las cuatro especies que causan malaria tienen cura definitiva combinando fármacos contra las formas que producen la clínica en sangre con fármacos contra las formas hepáticas.

CONSIDERACIONES INICIALES

El paludismo es una enfermedad totalmente prevenible y tratable. El objetivo primordial del tratamiento consiste en lograr la eliminación rápida y completa del plasmodio de la sangre del paciente para prevenir que el paludismo no complicado evolucione hacia la enfermedad grave, la defunción o la infección crónica, que produce la anemia relacionada con el paludismo.

El tratamiento no debe iniciarse hasta que el diagnóstico ha sido confirmado con las pruebas de laboratorio. "El tratamiento presuntivo" sin la confirmación del laboratorio debe reservarse para circunstancias como: sospecha clínica, enfermedad grave o imposibilidad de obtener la confirmación del laboratorio.

Una vez que el diagnóstico ha sido confirmado, el tratamiento antimalárico adecuado debe ser iniciado de inmediato.

En la evaluación terapéutica de un paciente con malaria debemos de tener en cuenta:

1.- Conocer el tipo de Plasmodium implicado y la zona de procedencia del paciente para valorar la resistencia a

antipalúdicos. Su importancia está determinada por las siguientes razones:

- Las infecciones por P. falciparum y por P. knowlesi pueden causar enfermedad grave rápidamente progresiva e incluso la muerte, mientras que las otras especies, P. vivax, P. ovale o P. malariae, tienen menos probabilidades de causar manifestaciones graves.

- Las infecciones por P. vivax y P. ovale requieren tratamiento para las formas de hypnozoito que permanecen inactivos en hígado y puede causar infección recurrente.

- P. falciparum y P. vivax tienen diferentes patrones de resistencia farmacológica en diferentes regiones geográficas. El conocimiento de la zona geográfica donde se adquirió la infección proporciona información sobre la probabilidad de resistencia a medicamentos por parte del parásito infectante y permite al facultativo poder elegir el medicamento adecuado.

- Si el paciente ha tomado profilaxis, no se debería utilizar el mismo fármaco para su tratamiento.

- Para las infecciones por P. falciparum y P. knowlesi el tratamiento antipalúdico adecuado se debe iniciar inmediatamente.

2.- Evaluar el estado clínico del paciente, los criterios de gravedad y pautas de tratamiento

Los pacientes diagnosticados con malaria son generalmente clasificados como malaria simple o malaria grave (complicada).

Los pacientes diagnosticados con malaria no complicada pueden ser tratados eficazmente con antipalúdicos orales.

Sin embargo, los pacientes que tienen una o más de los siguientes criterios clínicos se consideran que tienen manifestaciones graves y deben ser tratados con el tratamiento antipalúdico vía parenteral:

- (alteración de la conciencia/coma, anemia normocrómica severa [hemoglobina <7], insuficiencia renal, síndrome de dificultad respiratoria aguda, hipotensión, coagulación intravascular diseminada, hemorragia espontánea, acidosis, hemoglobinuria, ictericia, convulsiones generalizadas repetidas y/o parasitemia de> 5%).

En casos de P. malariae, P. vivax y P. ovale generalmente no requieren ingreso hospitalario.

Muchos especialistas en Medicina Tropical consideran que todo viajero con malaria importada por P falciparum o complicada debe ser ingresado por un periodo de 48 horas para vigilar las posibles complicaciones.

Como norma, todos los antimaláricos deben darse con las comidas, para mejorar la tolerancia y la absorción. Las dosis estándar están calculadas para adultos entre 60-90 kg de peso, debiéndose ajustar la dosis de peso en aquellos> 90 o < 60 kg.

Si el paciente vomitará tras la administración de la medicación oral se seguirá el siguiente esquema:

- antes de los 15-30 minutos, se repetirá el 100% de la dosis.
- entre 15-30 minutos, se repetirá el 50% de la dosis.
- tras 60 minutos no se repetirá la dosis

Debemos controlar tanto la evolución clínica como la tolerancia y la respuesta al tratamiento, así como también la aparición de complicaciones.

Se recomienda realizar ECG para el control de las alteraciones de la conducción si se administran determinados antipalúdicos como quinina, cloroquina o mefloquina. Control de la glucemia (ojo a la posibilidad de hipoglucemia).

Tener también presente las siguientes recomendaciones:

- No utilizar corticoides ni heparina.
- Valorar terapias coadyuvantes como antitérmicos, anticomiciales, fluidoterapia, transfusiones, plasmaféresis o manitol (edema cerebral), furesomida (ed. pulmonar), antibióticos (si infección bacteriana asociada).

3.- Después de iniciar el tratamiento, debemos monitorizar el estado clínico y parasitológico del paciente

- **Parasitemia:** El frotis en sangre nos sirve para confirmar la respuesta parasitológica adecuada al tratamiento (disminución en la densidad de parásitos), especialmente útil en. P falciparum o ante la sospecha de P. vivax resistente a cloroquina.

La monitorización del grado de parasitemia se debe hacer inicialmente a las 2, 6, 12, 24, 48 horas (hasta la negativización del frotis), y posteriormente a los 7, 14, y 28 días. A pesar de que este es el criterio de la mayoría de los centros consideramos que el **control de la parasitemia se individualizara** según cada paciente.

En casos de malaria no complicada realizaremos control de parasitemia a las 24 horas de inicio del tratamiento y posteriormente a los 3, 7 y 14 días después de finalizar el tratamiento para controlar la posible aparición de resistencia.

En casos de malaria complicada se realizara tantas veces como sea necesario, siendo adecuado el control a las 6-12 horas si el paciente no mejora, el primer día, y posteriormente cada 24 horas hasta que sea <1% y al finalizar el tratamiento.

En los casos de malaria grave se ha descrito aumento paradójico de la parasitemia durante las primeras 12-24 horas de tratamiento pero la elevación más allá de las 36-48 horas indica fracaso terapéutico. Si la parasitemia no disminuye en al menos un 25% de la inicial a las 48 horas o si no se ha conseguido una eliminación total de las formas asexuadas (el encontrar solo gametocitos no implica fracaso terapéutico) en el frotis o gota gruesa tomada el 7º día, se considerará a la cepa como resistente y se cambiará la pauta antipalúdica.

- Otras pruebas recomendadas en el seguimiento son:
    - Analítica general (hemograma, bioquímica) c/ 24/48 horas (también individualizada a cada paciente)
    - Fondo de ojo.

MALARIA: RESISTENCIA A LOS MEDICAMENTOS

Hasta la fecha se ha documentado resistencia a los medicamentos antipalúdicos en tres de las cinco especies de parásitos del paludismo que afectan a los seres humanos: P. falciparum, P. vivax y P. malariae.

El problema de la resistencia a los medicamentos antipalúdicos se ve agravado por la resistencia cruzada, en la que la resistencia a un medicamento comporta la resistencia a otros fármacos que pertenecen a la misma familia química o tienen mecanismos de acción similares.

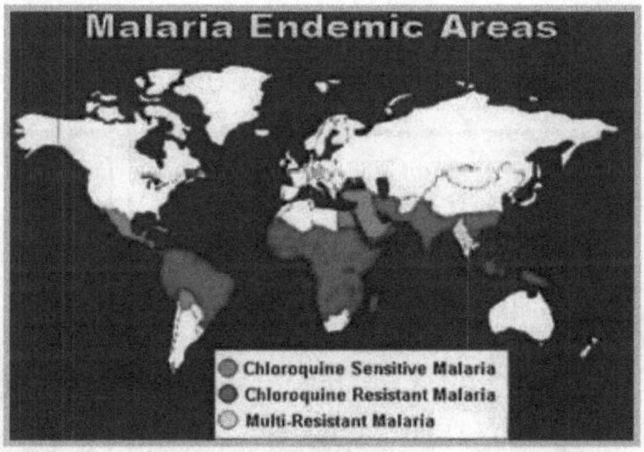

Durante las últimas décadas, diversos medicamentos antipalúdicos han tenido que retirarse del mercado a causa de la propagación de parásitos resistentes.

La resistencia del P. falciparum a la cloroquina ha sido notificada en casi todos los países donde existe paludismo provocado por dicho protozoo. El problema se manifestó en los años 60 en

América del Sur (Colombia y Brasil) y en el sudeste de Asia. La resistencia se propagó gradualmente a los diversos continentes.

FARMACO	REGIÓN
P. FALCIPARUM	
Resistencia a Cloroquina	**En todas las zonas palúdicos excepto en América Central, Haití y R. Dominicana.**
Multirresistencia Emergente	**Focos en África, zonas de la Cuenca Amazónica, Sureste de Asia y Oceanía Occidental.**
Multiresistencia Establecida	**Sureste de Asia (Tailandia-Camboya-Myanmar) y focos en la cuenca Amazónica.**
P. VIVAX	
Resistencia a Cloroquina	**Diseminada en Papúa e Irian Java, casos aislados en Brasil, Guatemala, Guayana India y Myanmar.**
Resistencia a Primaquina	**Diseminado en Sureste Asiático, Asia Sur Occidental y Pacifico, focal en África (Somalia) y América central (Guatemala).**
P. OVALE	**No se describen resistencias.**
P. MALARIAE	**No se describen resistencias (reciente en Indonesia).**

Comentar que se ha registrado paludismo multiresistente en el sudeste Asiático (Camboya, Myanmar, Tailandia, Vietnam) y en la Cuenca Amazónica, Guayana Francesa y Surinam).

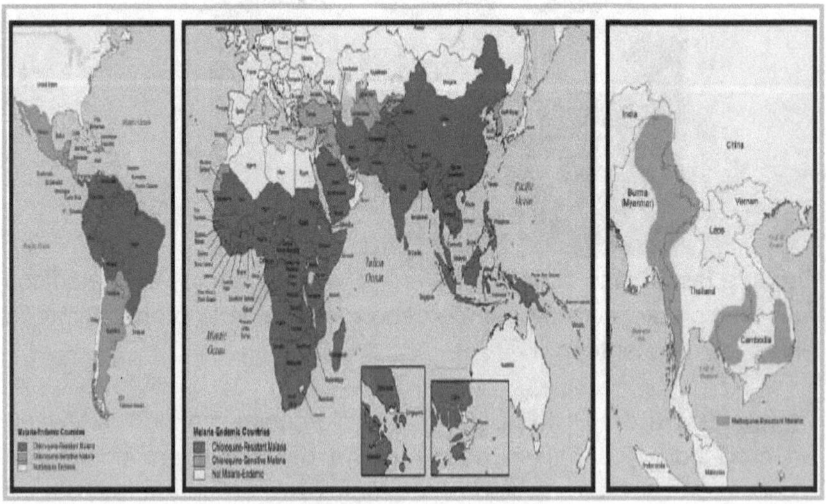

Resistencia a P falciparum

La resistencia a la cloroquina de P. vivax es rara pero va en aumento; se informó por primera vez en la década de 1980 en Indonesia y Papúa Nueva Guinea. La resistencia focal a la cloroquina, también ha sido observada en Brasil, Colombia, Etiopía, Guyana, India, Myanmar, Perú, la República de Corea, Islas Salomón, Tailandia y Turquía. Se ha informado recientemente de P. malariae resistente a la cloroquina en Indonesia. Hasta ahora el P. ovale sigue siendo 100% sensible.

En la actualidad, la OMS recomienda los tratamiento combinados basados en la artemisinina para el paludismo no complicado causado por P. falciparum. Estos tratamientos han sido esenciales para lograr los destacables resultados obtenidos recientemente en la lucha mundial contra el paludismo, y existe un amplio consenso en cuanto a la urgencia de proteger la eficacia de estas pautas terapéuticas.

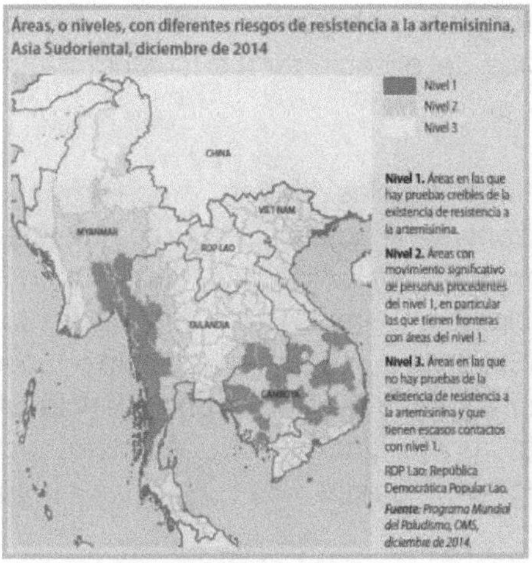

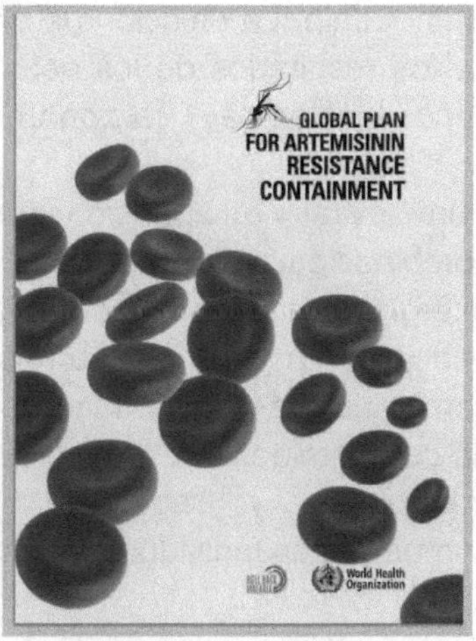

A pesar de lo anterior la aparición de resistencia a la artemisina en la frontera entre Tailandia y Camboya tiene implicaciones para el tratamiento de la malaria en las siguientes zonas del sudeste de Asia: Camboya occidental, Lao, el este de Myanmar y Binc Phuc, provincia de Vietnam. En la actualidad, la OMS ha puesto en marcha un plan de respuesta de emergencia para ampliar la contención de las resistencias en la región del Gran Mekong.

PRINCIPALES FARMACOS PARA LA MALARIA

Artemisinas. La artemisina o qinghaosu, es un derivado de la planta *Artemisia annua* (Qinghao). Se ha utilizado en China desde hace más de 2.000 años. Existen tres derivados principales: artemeter, artesunato y dihidroartemisina.

La OMS recomienda en la actualidad los tratamientos combinados basados en la artemisinina (TCA) para el tratamiento del paludismo no complicado causado por P. falciparum. Estos tratamientos, que combinan dos principios con diferentes mecanismos de acción, son los más eficaces en este momento.

La OMS recomienda cinco tratamientos combinados basados en la artemisinina para combatir el paludismo por P. falciparum: Dehidroartesamina-piperaquina, artemeter-lumefantrina, artesunato-amiodaquina, artesunato-mefloquina y artesunato-sulfadoxina-pirimetamin. La elección de uno u otro deberá realizarse en función de los resultados de los estudios de eficacia terapéutica contra las cepas locales de P. falciparum.

Para evitar la aparición de resistencias deben emplearse en combinación con otros antimalaricos. Se recomiendan enérgicamente las presentaciones en dosis fijas (que combinan dos principios activos en un solo comprimido) en lugar de las combinaciones en un mismo blíster o envase y las combinaciones de comprimidos sueltos, ya que aquellas facilitan la observancia del tratamiento y reducen las posibilidades de emplear los componentes individuales como monoterapia.

En los últimos años, el acceso a los tratamientos combinados basados en la artemisinina (TCA) se ha ampliado de manera sustancial. A finales del año 2012, 79 países los habían adoptado como pauta de tratamiento de primera línea. En 2012, se distribuyeron 331 millones de TCA tanto en el sector público como en el sector privado de los países donde el paludismo es endémico.

Cloroquina. Se utiliza como profilaxis y tratamiento. Indicada en paludismo malariae, ovale y vivax y falciparum si no hay resistencias. Dosis de cloroquina base: 600 mg, seguidos de 300 a las 6 horas, 300 mg a las 24 horas y otros 300 mg a las 24 horas. En los paludismos vivax y ovale se debe dar a continuación primaquina, como esquizonticida tisular.

Fansidar (pirimetamina-sulfadoxina). Es una formulación fija. Resistencias frecuentes para *P. falciparum* y *P. vivax*. La sulfadoxina es de acción retardada, pudiendo producir reacciones severas, como síndrome de Stevens-Johnson. Cada día está más en desuso.

Malarone (atovacuona-proguanil). Se utiliza como profilaxis y tratamiento. Activa contra las cuatro especies y contra falciparum multirresistente. En tratamiento, en adultos, se administra a dosis de cuatro comprimidos juntos al día durante cuatro días (cada comprimido tiene 250 mg de atovacuona y 100 mg de proguanil).

En profilaxis se usa a diario, pero, como tiene actividad profiláctica causal contra las formas hepáticas de *P. falciparum*, se administra solamente una semana tras abandonar la zona de riesgo. También se utiliza como pauta de autotratamiento.

Mefloquina. Se emplea como profilaxis (a dosis de 250 mg semanales) y como tratamiento, a dosis de 15-25 mg/Kg, repartidos en tres dosis cada ocho horas. Produce con frecuencia efectos secundarios, incluso a dosis profilácticas: nauseas, vómitos, diarrea, sensación de mareo, insomnio, irritabilidad y alteraciones neuropsiquiatricas severas. Contraindicada si existen alteraciones de la conducción cardiaca o antecedentes de convulsiones o problemas psiquiátricos. No debe ser utilizado en el primer trimestre del embarazo.

Quinina. No se usa en profilaxis. Activa contra las cuatro especies. Se utiliza en paludismo falciparum resistente a la cloroquina, a dosis de 600 mg/ 8 horas/ 1 semana. Si existe resistencia a quinina se asocia doxiciclina oral, 100 mg/ 12 horas/ 1 semana. En embarazo y niños de < de 8 años, puede sustituirse por clindamicina.

En el paludismo grave o intolerancia oral, la quinina se administra por vía intravenosa, disuelta en suero glucosado al 10%, pasándolo lentamente o en infusión continua. La dosis es de 10 mg/Kg/8 horas (dosis máxima de 1.800 mg/día), pudiéndose dar la primera dosis a 20 mg/Kg. (dosis de carga). En cuanto sea posible pasar a vía oral.

Primaquina. Contraindicada si existe déficit de glucosa-6 fosfatodehidrogenasa, si el déficit de G-6-PDH es leve se puede administrar unas dosis reducidas ajustando el tiempo de administración. Esquizonticida tisular. Actúa sobre los hipnozoitos de *P. vivax* y *P. ovale* (cura radical) y sobre los gametocitos de *P. falciparum*. La dosis en el adulto es de 15 mg base/ día/ 14 días. Existe tolerancia en el Sureste Asiatico, Oceanía y América del Sur, por lo que se aumenta la dosis total aumentando la dosis diaria (30 mg base/ día) o la duración del tratamiento (30-45 días).

Halofantrina. Activa contra las cuatro especies. No se emplea actualmente por las graves alteraciones cardiacas que produce, incluido la muerte del individuo.

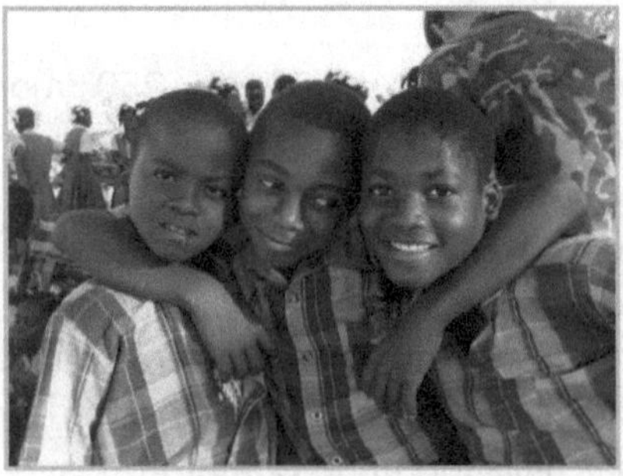

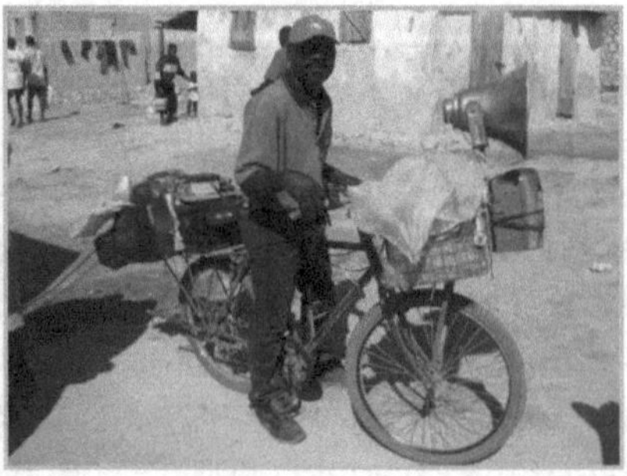

Medicamento	Contraindicaciones/precauciones	Efectos adversos
ARTESUNATO	Insuficiencia hepática grave, alteraciones neurológicas (convulsiones), arritmias, primer trimestre embarazo.	Bradicardia, náuseas y vómitos, artralgias, cefalea
CLOROQUINA	Retinopatía o alteración del campo visual, déficit G6PD, miastenia gravis, epilepsia, psoriasis, insuficiencia renal y hepática grave, porfiria.	Bradicardia sinusal, cefalea, prurito, trastornos visuales y auditivos, trastornos gastrointestinales y dolor abdominal
CLINDAMICINA	Antecedentes de enfermedad gastrointestinal	Diarrea, náuseas y vómitos, rash, leucopenia, hepatotoxicidad, bloqueo neuromuscular
DOXICICLINA	< 8años, embarazo Protección de la luz solar	Alteraciones hepáticas y renales, fotosensibilidad
QUININA	Neuritis óptica, púrpura trombocitopénica, miastenia gravis, alargamiento del intervalo QT, hipoglucemia, insuficiencia renal y hepática grave, trombocitopenia, déficit G6PD	Fiebre, cinconismo (vértigo, cefalea, tinnitus, náuseas, alteraciones visuales), delirios, síncope, hipoglucemia. Riesgo de FV si administración intravenosa rápida (<2h).
ATOVACUONA-PROGUANIL	Insuficiencia renal grave	Diarrea, vómitos, dolor abdominal, cefalea y tos, trastornos psiquiátricos y del sistema nervioso, alteraciones hepáticas
ARTEMÉTER-LUMEFANTRINA	Primer trimestre embarazo, trastornos del ritmo cardíaco (prolongación QT), medicación que alargue el intervalo QT, hipocalcemia e hipomagnesemia. Control del ECG y la potasemia	Palpitaciones, vómitos, dolor abdominal, tos, cefalea
PRIMAQUINA	Embarazo, déficit G6PD	Trastornos gastrointestinales, elevación de la concentración de metahemoglobina Anemia hemolítica si déficit G6PD

Principales efectos secundarios, contraindicaciones y precauciones de los antipalúdicos.

A continuación anexamos tablas donde aparecen las características de los fármacos para el tratamiento de la malaria en viajeros:

Uso de medicamentos antipalúdicos para el tratamiento del paludismo no complicado en viajeros

Nombre genérico	Régimen de dosificación	Uso en grupos especiales			Principales contraindicaciones [a]
		Embarazo	Lactantes	Niños	
Artemeter/ lumefantrina comprimido combinado	Tratamiento de 3 días con un total de 6 dosis (0, 8, 24, 36, 48 y 60 horas). 5-14 kg: 1 comprimido (20 mg de *artemeter* más 120 mg de *lumefantrina*) por dosis. 15-24 kg: 2 comprimidos por dosis. 25-34 kg: 3 comprimidos por dosis. 35 kg o más: 4 comprimidos por dosis.	Sin datos, no recomendada.	Sin datos, no recomendada.	No recomendada con menos de 5 kilos de peso por la falta de datos.	Hipersensibilidad al artemeter y/o *lumefantrina*.
Atovaquone-proguanil combinado	Una dosis/día durante 3 días consecutivos. 5-8kg: 2 tabletas pediátricas diarias (62,5 mg de *atovaquone* más 25 mg de *proguanil* por tableta) 9-10kg: 3 tabletas pediátricas diarias 11-20kg: 1 tableta de adulto (250 mg de *atovaquone* más 100 mg de *proguanil*/día) . 21-30kg: 2 tabletas de adulto/ día. 31-40kg: 3 tabletas de adulto/	Sin datos, no recomendada.	Sin datos, no recomendada.	Aparentemente seguro en niños de más de 5 kg, pero los datos son limitados.	Hipersensibilidad al *atovaquone y/o proguanil*; insuficiencia renal grave (eliminación de creatinina <30 ml/min.).

Uso de medicamentos antipalúdicos para el tratamiento del paludismo no complicado en viajeros

Nombre genérico	Régimen de dosificación	Uso en grupos especiales			Principales contraindicaciones [a]
		Embarazo	Lactantes	Niños	
Atovaquone-proguanil combinado	>40kg: 4 tabletas de adulto (1 g de *atovaquone* más 400 mg de *proguanil*)/día.				
Cloroquina	25 mg base/kg divididos en dosis diarias (10, 10, 5 mg base/kilo) durante 3 días.	Segura	Segura	Segura	Hipersensibilidad a la cloroquina; historia de epilepsia; psoriasis.
Clindamicina	Menos de 60 kilos: 5 mg base/kg 4 veces/día durante 5 días. 60 kilos y más: 300 mg base/kg 4 veces/día durante 5 días.	Aparentemente segura pero los datos son limitados.	Aparentemente segura pero los datos son limitados.	Aparentemente segura pero los datos son limitados.	Hipersensibilidad a la clindamicina o *lincomicina*; historia de enfermedad gastrointestinal, especialmente colitis; deficiencia hepática o renal grave.
Dihydro-artemisinina-piperaquina	Una dosis al día durante 3 días consecutivos. Target = dosis de 4 mg / kg / día *dihidroartemisinina* y 18 mg / kg / día *piperaquina* Adultos> 50 kg: 3 tabletas al día durante 3 días	Sin datos, no recomendada.	Sin datos, no recomendada	Considerada segura en niños > 5 Kg y > de 6 meses de edad.	Hipersensibilidad a la *dihydroartemisinina* y/o *piperaquina*
Doxiciclina	Adultos: >50 kg: 800 mg de sal durante 7 días, tomada en 2 comprimidos (100 mg de sal cada una) con 12 horas de diferencia el día 1, seguido de 1 comprimido/día durante 6 días. Niños de 8 años o mayores: 25-35 kg: 0,5 comprimido por dosis. 36-50 kg: 0,75 comprimido por dosis. > 50 kg: 1 comprimido por dosis.	Contraindicada	Contraindicada	Contraindicada en menores de 8 años.	Hipersensibilidad a las tetraciclinas; disfunción hepática.

PAUTAS DE TRATAMIENTO

Dentro de los aspectos terapéuticos **comentaremos entre otras las pautas de tratamiento recomendada por la OMS (segunda edición 2011).** En las Directrices de la OMS para el tratamiento de la malaria, se presentan estas recomendaciones mundiales basadas en datos sobre el manejo de los casos de malaria, y en el marco para la elaboración de protocolos nacionales de tratamiento específicos que tengan en cuenta las modalidades locales de resistencia a los antimaláricos y la capacidad sanitarias del país.

TRATAMIENTO

Microorgansimo	Cloroquin-Sensible	Cloroquin-Resistente
P. falciparum y *P. malariae*	Fosfato Cloroquina 600mg + 300mg a las 8,24,48h	• Sulfato Quinina 600-650mg/8h + Doxiciclina 100mg/12h ó Clindamicina 600-900mg/8-12h x 7 días. • Atovacuona-proguanil 1gr/400 mg/d x 3 días. • Mefloquina 25mg/kg/día repartida en 3 dosis • Derivados de Artemisina en casos multirresistentes.
P. vivax y *ovale*	Cloroquina (igual dosis) + Primaquina 15mg/día x 14d.	Quinina (igual dosis) + Primaquina 15mg/día x 14d.
<u>TRATAMIENTO INTRAVENOSO</u> (si criterios de gravedad o intolerancia oral) Dihidrocloruro de Quinina 20mg/kg diluido en SG5% a pasar en 4 horas seguidos de 10mg/kg/8h pasar cuanto antes a VO y completar 7 días.		

Pautas Terapéuticas de la Malaria

* Las pautas y dosis que se describen en este libro son orientativas y dado que pueden cambiar o modificarse, se recomienda en todo momento consultar las fuentes reseñadas en la bibliografía, en especial las recomendaciones de la OMS, CDC y el Ministerio de Sanidad Español.

1.Malaria no complicada

Es aquella que presenta malaria sintomática sin signos de gravedad ni evidencia clínica ni de laboratorio de disfunción de órganos vitales.

1.1. Plasmodium falciparum, vivax, ovale y malariae procedente de un área sensible a cloroquina (América Central y la mayoría de los países del Oriente Medio); se trata con Cloroquina (Resochin®)

1.2. Plasmodium vivax, ovalae (cualquier región): añadir después del tratamiento con cloroquina, para erradicar los hipnozoitos que permanecen quiescentes en el hígado y por lo tanto evitar recaídas, la Primaquina (Primaquina®)

Previamente realizar niveles de glucosa-6-fosfato deshidrogenasa (G6PH), y si existe déficit total, no utilizar por riesgo de hemólisis. Si el déficit es parcial, puede emplearse modificando la dosis y prolongando el tratamiento (0,75 mg base/kg de peso corporal, una vez a la semana durante 8 semanas).

1.3. Plasmodium vivax procedente de una zona resistente a cloroquina (Papúa Nueva Guinea e Indonesia). Quinina + doxiciclina o clindamicina, recordar siempre que se completará el tratamiento realizando cura radical con primaquina. Otras opciones son Atovacuona/proguanil (Malarone®) + primaquina o Mefloquina (Lariam®) + primaquina, según pauta y dosis del anexo. También se utilizan en algunas guías la sulfadoxina/pirimetamina (aunque está en desuso).

En zonas donde se haya detectado resistencia a la cloroquina, las infecciones deberán tratarse con un tratamiento combinado basado en artemisinina.

1.4. Plamodium malariae y P. knowlesi; no existen evidencias de resistencias por ello se trata con Cloroquina.

En nuestro país la pauta para la malaria no complicada por P. malariae, Knowlesi, P vivax o P ovalae es:

El tratamiento de elección es la cloroquina o la artemisina (según guía de la OMS) vía oral. Si no es posible la vía oral, pueden utilizarse las pautas parenterales recomendadas para el tratamiento de la malaria grave por P. falciparum.

	Pauta de elección	
Principio activo	Medicamento	Dosis
Arteméter-lumefantrina	Riamet®[(a)]comprimidos arteméter 20mg / lumefantrina 120 mg (comercializado como Coartem® en otros paises)	6 dosis durante 3 días: 0, 8, 24, 36, 48 y 60 horas. <u>Dosis:</u> <5-14 kg: 1 comp. 15-24 kg: 2 comp. 25-34 kg: 3 comp. >35 kg-adultos: 4 comp
	Pautas alternativas	
Cloroquina	Resochin ® Cloroquina bifosfato 250mg. comprimidos	Dosis inicial: 10mg(base)/kg (máx. 600mg) *<u>Posteriormente:</u>* 5mg(base)/kg a las 6,24 y 48 h (máx. 300mg)
Primaquina	Primaquine phosphate® 7,5 mg comprimidos[a,b]	0,25-0,5mg(base)/kg/día x 14 días (máx 30 mg) Dosis en pacientes con déficit de G6PD: valorar iniciar dosis de 0,75mg/kg una vez por semana durante 8 semanas. Monitorizar el paciente por riesgo de aparición de hemólisis inducidas por el tratamiento con primaquina.

Tratamiento por malaria por P. malariae, P. ovalae o P. vivax.

Para P. vivax cloroquina resistente el tratamiento debe basarse en las combinaciones de artemisinas recomendadas para P. falciparum (excepto la combinación de artesunato+sulfadoxina+pirimetamina).

En el caso de P.ovalae o P. vivax, el tratamiento de la infección se complementara con primaquina oral durante 14 días para eliminar los hipnozoitos hepáticos y evitar las recurrencias, excepto en caso de trasmisión vertical, menores de 6 meses y pacientes con déficit de G6PD.

1.5. Plasmodium falciparum o especie no identificada procedente de una zona resistente a cloroquina o desconocida (todas las regiones salvo América Central y los países del Oriente Medio con resistencia: Irán, Omán, Arabia Saudí y Yemen): existen hasta 4 opciones terapéuticas: Atovacuona/proguanil (Malarone®), Sulfato de Quinina (Quinimax®) añadiendo doxiciclina o clindamicina o mefloquina (Lariam®) o Artemeter-lumefantrina (Coartem®).

El tratamiento de la malaria no complicada debe ser efectivo para Plasmodium falciparum resistente a la cloroquina dada su potencial gravedad. Hay dos alternativas fundamentales posibles a valorar por el clínico:

- Administrar vía oral con el paciente ingresado para observación 24/48 horas.
- Si se asegura una correcta comprensión y adherencia al tratamiento antipalúdico: administrar el tratamiento por vía oral y citar al paciente a las 12/24 horas para valorar y repetir la gota gruesa y comprobar la tolerabilidad y cumplimiento del tratamiento.

Existen en la actualidad varias pautas. Aunque las últimas recomendaciones de la OMS recomiendan como primera línea el uso de tratamientos combinados vía oral que incluyan un derivado de las artemisininas.

	Pauta de elección	
Principio activo	**Medicamento**	**Dosis**
Arteméter-lumefantrina	**Riamet®**[a] comprimidos arteméter 20mg / lumefantrina 120 mg (comercializado como **Coartem®** en otros paises)	6 dosis durante 3 días: 0, 8, 24, 36, 48 y 60 horas. Dosis: <5-14 kg: 1 comp 15-24 kg: 2 comp 25-34 kg: 3 comp >35 kg-adultos: 4 comp
	Pautas alternativas	
Dihidroartemisina-piperaquina	**Eurartesim ®** 40mg dihidroartemisina/ 320mg piperaquina-tetrafosfato	1 dosis al día, 3 días Dosis: 5-8kg: 20mg/160mg (0,5 comp.) 8-11 kg: 30mg/240mg (0,75 comp) 11-17kg: 40mg/320mg (1 comp.) 17-24kg: 60mg/480mg (1,5 comp.) 25-35kg: 80mg/640mg (2 comp.) 36-59kg: 120mg/960mg (3 comp.) 60-80kg: 160mg/1280mg (4 comp.) >80kg: 200mg/1600mg (5 comp.)
Atovacuona-Proguanil	**Malarone®** Comprimido adulto: Atovacuona 250mg/proguanil 100mg Comprimido pediátrico: Atovacuona 62,5mg/Proguanil 25mg	1 dosis al día, 3 días Dosis: 5-8 kg: 2 comp. ped. 9-10 kg: 3 comp. ped. 11-20kg: 1 comp. adulto 21-30kg: 2 comp. adulto 31-40 kg: 3 comp. adulto >41kg: 4 com.p adulto
Quinina + doxiciclina o clindamicina	**Quinina sulfato** [a] (FM, cápsulas) **Vibracina®** (doxiciclina 100mg caps; suspension oral 10mg/ml) **Dalacin®** (clindamicina cápsulas 150 o 300mg)	Quinina (base) 25mg/kg/día en 3 dosis x 3-7 días [b] + Doxiciclina 4mg/kg/día en 2 dosis (máx 200mg/día) x 7 días o Clindamicina 20mg/kg/día en 2-4 dosis x 7 días

Cloroquina	**Resochin®** Cloroquina bifosfato 250mg comprimidos	10mg base/kg seguido de 5mg base/kg a las 6, 24, 48 horas. (dosis máx. 600mg base/dosis) Dosis total 25mg base/kg (dosis máx. total 1500mg base)
Mefloquina	**Lariam®** comprimidos 250mg	1º dosis 15mg/kg (dosis máx. 750mg), seguido a las 6-12 horas 2º dosis 10mg/kg (dosis máx. 500mg)

Tratamiento de malaria no complicada por P. falciparum o especie no determinada

En nuestro país el tratamiento de elección en la actualidad es el artemeter-lumefantrina, alternativas a este tratamiento son:

- Sulfato de Quinina (Quinimax®) añadiendo doxiciclina (> 8 años) o clindamicina(< 8 años): No comercializado en España.
- Mefloquina (Lariam®).
- Dihidroartesimina-piperaquina (Euartesim®).
- Atovacuona/proguanil: Ante la reciente aparición de resistencias en algunos países del sudeste asiático (Camboya, Tailandia, Birmania), se ha propuesto en algunas guías como el CDC el uso de Malarone® como opción válida de tratamiento de elección en los casos de malaria no complicada con parasitemias <2%, procedentes de estas regiones, siempre que no exista el antecedente de profilaxis antimalarica con este fármaco.

2.- Malaria complicada

La malaria grave es una urgencia médica que requiere ingreso hospitalario, medicación parenteral (lo más precoz posible) y monitorización estrecha. Se relaciona con P. falciparum.

Actualmente la OMS recomienda como tratamiento de elección las artemisinas por vía endovenosa durante las primeras 24 horas. Posteriormente si se tolera la via oral, se puede continuar el tratamiento por esta vía con alguna combinación de artemisinas.

Entre los tratamientos destacamos:

- Gluconato de Quinina (Quinimax®) o Formiato de Quinina (Quiniforme ®). Asociar tratamiento parenteral con doxiciclina o clindamicina.
- También se recomienda artesunato inyectable (por vía parentereal) una dosis inicial que se repite a las 12 y 24 horas y una vez al día hasta que el paciente tolere la vía oral. Se pasara entonces a un ciclo completo de un tratamiento combinado a base de artemisinina en combinación de atovacuona-proguanil, doxiciclina o mefloquina.

  Los últimos estudios indican que este último tratamiento es más eficaz que el anterior y el más recomendado en el momento actual.

Pauta de elección		
Principio activo	**Medicamento**	**Dosis**
Artesunato	**Artesunate for injection ® 60mg vial** [a]	Artesunato iv/im: < 20Kg: 3 mg/kg/dosis a las 0,12 y 24 horas > 20Kg: 2,4mg/kg/dosis a las 0,12 y 24 horas. <u>Posteriormente:</u> - <u>si tolera vía oral:</u> Artemeter-lumefantrina x3

		días [(b)] - <u>si no tolera vía oral:</u> continuar con Artesunato iv o im 2,4 mg/kg/día c/24h durante 5 días
Pautas alternativas		
Quinina + **Doxiciclina o clindamicina** (según edad > o ≤ 8 años)	**Clorhidrato de quinina** [(a)]. Fórmula magistral 600mg quinina base/10ml **Vibravenosa®** Doxiciclina amp. 100mg **Clindamicina®** amp. 300 y 600mg	**Clorhidrato de quinina** [©] - Dosis carga 20mg sal/kg en 4horas (máx. 600mg) -Mantenimiento[(d)] 10mg sal/kg en 2-4 horas cada 8 horas (máx. 1800mg/día) + **Doxiciclina**[(d)] 4mg/kg/día en 2 dosis (máx. 200mg/día) x 7 días o **Clindamicina**[©] 10mg/kg, seguido de 5mg/kg c/8h x 7 días

Tratamiento de la malaria sin complicaciones en embarazadas

Durante el embarazo el tratamiento y siguiendo las recomendaciones de la OMS diferenciamos:

- Primer Trimestre
  - Quinina en combinación con clindamicina durante 7 días
  - Si fracasa el tratamiento anterior se recomienda artesunato en combinación con clindamicina durante 7 días.
- Segundo y tercer trimestres:
  - Artesunato en combinación con clindamicina durante 7 días o quinina en combinación con clindamicina durante 7 días o los TCA de reconocida eficacia en esa región.

Las mujeres que amamantan pueden recibir los tratamientos antimalaricos estándar, con excepción de la dapsona, primaquina y las tetraciclinas.

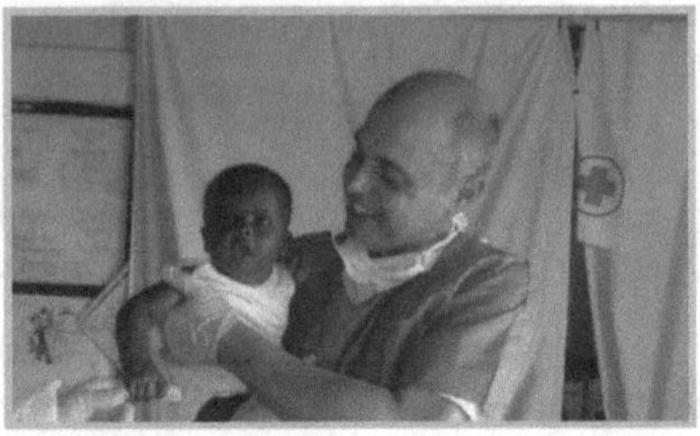

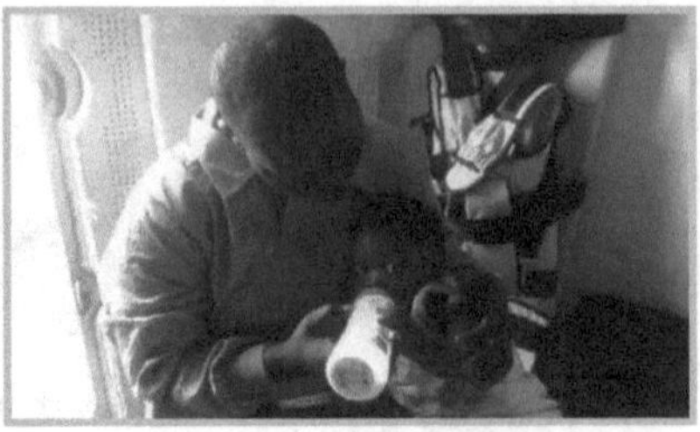

ASPECTOS ADICIONALES DEL MANEJO DE LA MALARIA

Además del tratamiento etiológico, debemos tener en cuenta a la hora de tratar estos pacientes otros aspectos como son los que se enumeran a continuación:

1.- **Fiebre**: se recomienda el uso de antitérmicos habituales. Es preferible paracetamol frente a otros fármacos más nefrotóxicos.

2.- **Fluidoterapia**: individualizada según el estado clínico del paciente (evitar la hiperhidratación en caso de malaria cerebral por el riesgo de malaria cerebral).

3.- **Control de las glucemias** cada 8 horas monitorizando también presión arterial y constantes vitales.

4.- **Anemia:** valorar individualmente el tratamiento con sulfato ferrosos y/o acido fólico. Se recomienda la transfusión de concentrados de hematíes si la hemoglobinemia es <7 g/dl.

5.- **Convulsión**: actuar como cualquier otro caso de convulsión (pej fenobarbital). En caso de malaria cerebral que no presenta clínica convulsiva no deben recibir profilaxis anticomicial.

6.- **Antibioterapia:** valorar en caso de malaria grave la posibilidad de coinfección bacteriana:

- si se sospecha meningitis: cefotaxima 300 mg/kg/día+ vancomicina 600 mg/kg/día.
- si se sospecha sepsis: cefotaxima 200 mg/kg/día.

7.- **Manitol** y monitorización de la presión intracraneal en caso de hipertensión intracraneal.

8.- **No** se recomiendan corticoides.

PAUTAS DE AUTODIAGNÓSTICO Y AUTOTRATAMIENTO DE EMERGENCIA

Este apartado se verá en el capítulo siguiente.

VACUNAS

Actualmente no existe una vacuna para combatir la enfermedad aunque varias vacunas se encuentran en evaluación. De todas ellas es la **RTS, S/AS01** la que se encuentra en una etapa más avanzada en su desarrollo clínico. Esta vacuna ha sido desarrollada para ser utilizada en el área de África subsahariana, donde la malaria es responsable de la muerte de 1300 niños cada día.

Varios ensayos realizados en el continente africano en la última década han demostrado que es segura, bien tolerada y eficaz a la hora de prevenir la infección y la enfermedad clínica causada por Plasmodium falciparum. Los resultados iniciales demuestran que la vacuna reduce a la mitad el riesgo de contraer la enfermedad en niños africanos de hasta 4 años de edad.

Estos resultados sugieren que la vacuna podría prevenir un número sustancial de casos de malaria, especialmente en áreas de gran transmisión. Su a eficacia disminuye con el paso del tiempo, por ello la protección podría prolongarse con una dosis de refuerzo.

La Agencia Europea de Medicamentos (EMA) está evaluando la calidad, seguridad y eficacia de la vacuna. La Organización Mundial de la Salud recomienda una fase 4 del estudio para evaluar su eficacia y proponer la posibilidad de su uso.

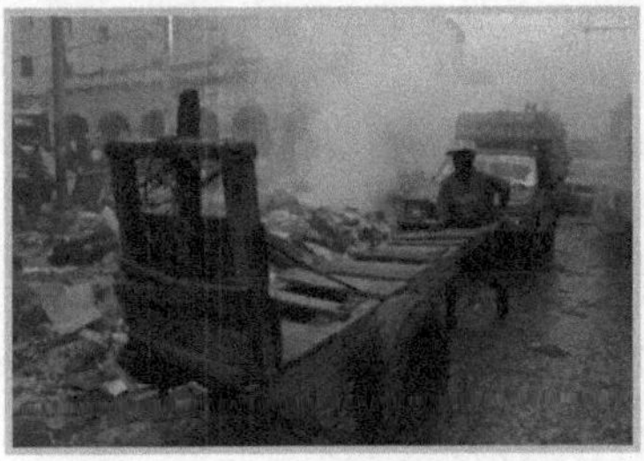

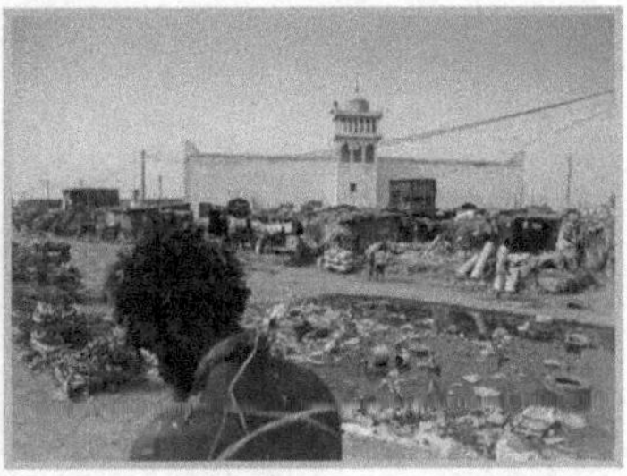

INTERVENCIONES CLAVE PARA EL CONTROL DE LA MALARIA

Queremos terminar este capítulo del libro sobre las intervenciones claves para el control de la malaria:

- ACT antimaláricos para los casos de malaria confirmada.
- Mosquiteros tratados con insecticida residuales.
- Rociamiento de interiores con insecticidas de acción residual.
- Tratamiento preventivo intermitente durante el embarazo y en niños.

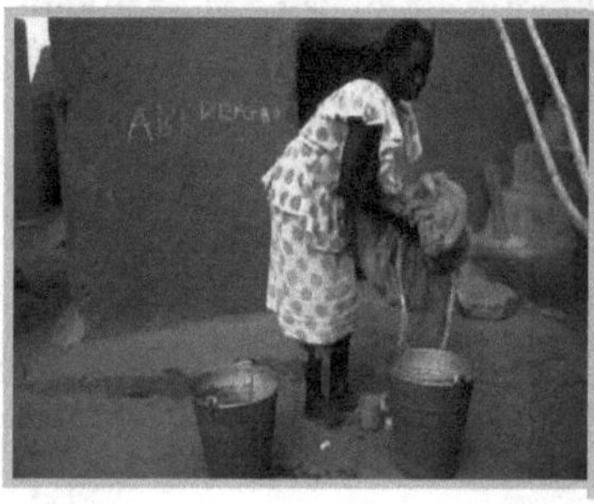

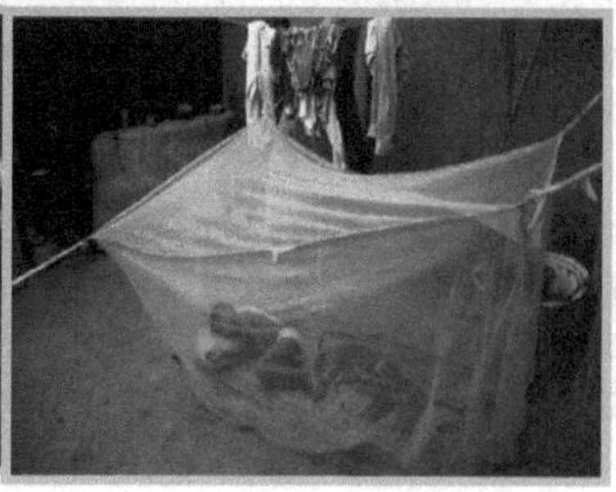

ANEXOS:

Anexo I Algoritmo clínico-diagnostico-terapéutico de la malaria en viajeros (modificado de CDC)

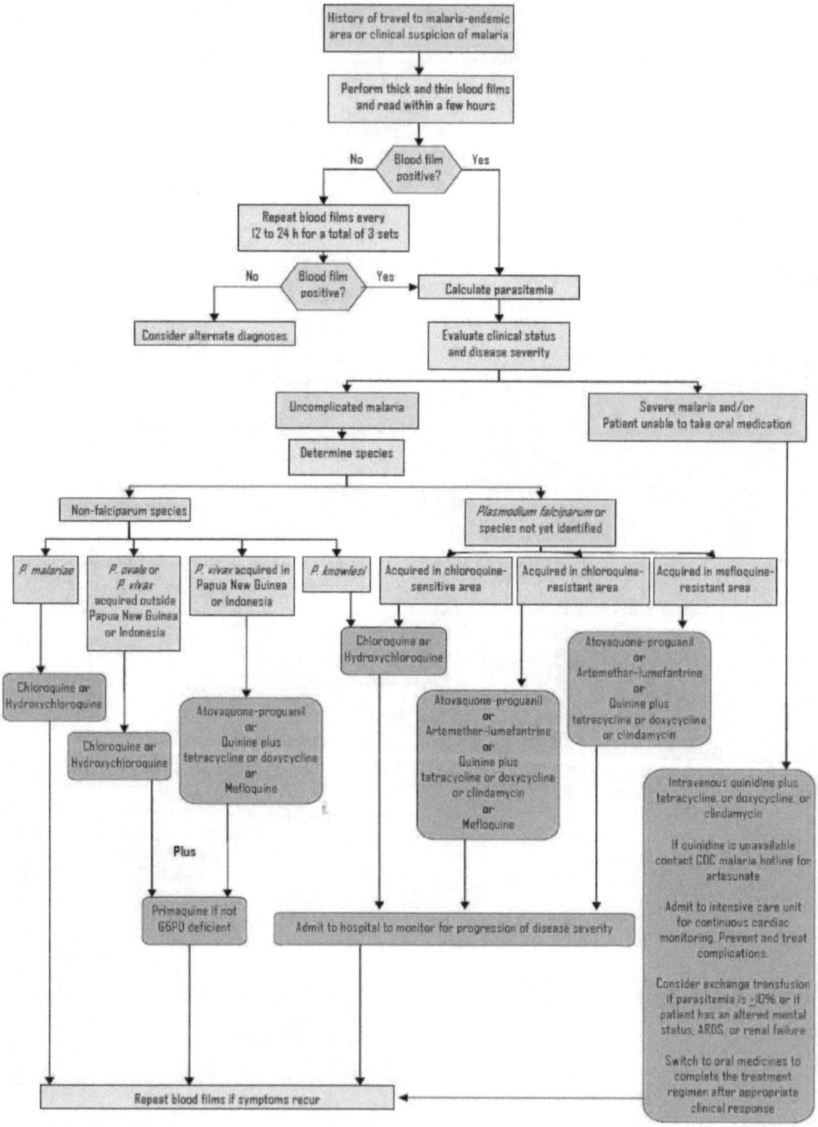

Anexo II: Países con paludismo

Afganistán
Argelia*
Angola
Argentina*
Azerbaijan*
Bangladesh
Belize
Benin
Bhutan
Bolivia,
Botswana
Brasil
Burkina Faso
Burundi
Camboya
Camerún
Cabo Verde
Centroafricana Republica
Chad
China
Colombia
Comoros
Congo
Republica Democrática del Congo (antes Zaire)
Costa Rica
Costa de Marfil
Djibuti
Dominicana Republica
Ecuador
Egipto
El Salvador
Ecuatorial Guinea
Eritrea
Etiopia
Filipinas
Guayana Francesa
Gabón
Gambia
Georgia*
Ghana
Guatemala
Guinea
Guinea-Bissau
Guyana
Haití
Honduras
India
Indonesia
Irán, Islámica Republica
Irak*
Jamaica
Kenia
Corea, República Democrática

Corea, Republica de*
Kyrgyzstan*
Laos Republica Democrática

Liberia
Madagascar
Malawi
Malasia
Mali
Mauritania
Mayotte
México
Mozambique
Myanmar
Namibia
Nepal
Nicaragua
Níger
Nigeria
Omán
Pakistán
Panamá
Papua Nueva Guinea
Paraguay*
Perú
Rusia Federación *
Ruanda
Santo Tome y Príncipe
Saudí Arabia
Senegal
Sierra Leona
Solomon Islas
Somalia
Sur África
Sri Lanka
Sudan
Sudan Del Sur
Suriname
Swazilanda
Siria Árabe Republica*
Tajikistan
Tailandia
Timor-Este
Togo
Turquía*
Uganda
Republica de Tanzania Unida
Uzbekistan*
Vanuatu
Venezuela, Republica Bolivariana de Venezuela

Vietnam
Yemen
Zambia
Zimbabwe

CAPITULO II. RIESGO DE MALARIA EN VIAJEROS

INTRODUCCION

El hombre, nunca en su historia, ha tenido la capacidad de desplazarse como en la actualidad: cada vez viaja con más frecuencia, de manera más rápida, y a lugares más distantes. Los motivos son múltiples: migratorios, militares, turísticos, comerciales, etc.

Es difícil dar datos exactos de los problemas de salud durante un viaje internacional, pero se ha estimado que por cada 100.000 viajeros/mes a los trópicos, 50.000 tendrán algún problema de salud, 8.000 se encontrarán lo suficientemente enfermos como para consultar a un médico durante el viaje, 5.000 pasarán algún día del viaje en cama a causa de la enfermedad, 1.100 sufrirán algún grado de incapacidad durante o después del viaje, 300 serán hospitalizados durante el viaje o al regreso, 50 serán evacuados o repatriados y 1 fallecerá. Estudios realizados en diferentes unidades de medicina tropical indican que las infecciones representan la primera causa de morbilidad al regreso de un viaje al trópico, y un 2-3% de la mortalidad; además, muchas de estas infecciones son prevenibles.

Según los datos epidemiológicos generales de EuroTravNet (a fecha de octubre 2012), los principales motivos de consulta en viajeros son, la realización de una analítica estando asintomático después del viaje (33,6%), seguido de los síntomas gastrointestinales (32,8%), síndrome febril (16,2%) y síntomas cutáneos (12,5%). En un tercio de los casos no se encuentra patología por lo que son clasificados como sanos. Entre los que presentan patología, los diagnósticos más frecuentes son, la malaria, la diarrea aguda inespecífica y los síndromes virales.

A este respecto la Organización Mundial de la Salud, señala que el paludismo es una enfermedad grave, endémica en más de 100 países, que son visitados anualmente por más de 125 millones de viajeros.

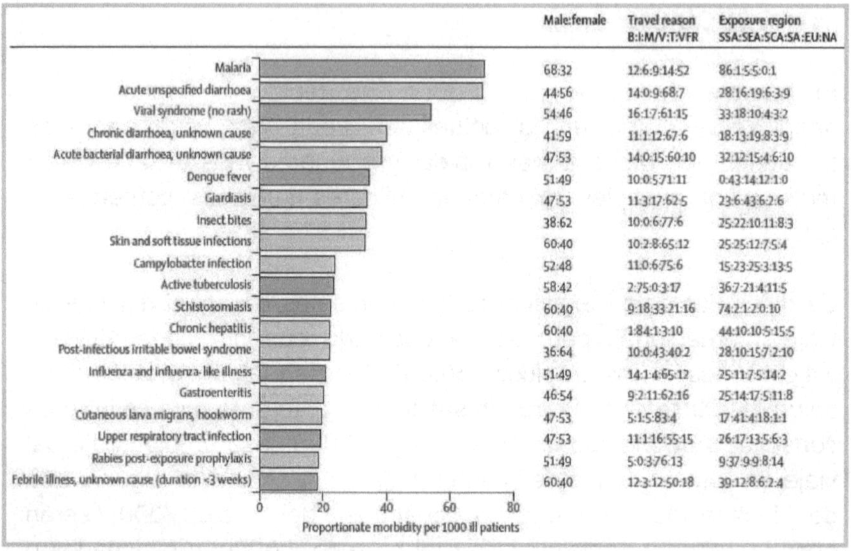

Como ya comentábamos dado que el número de individuos que viajan entre los diferentes países del mundo por turismo, trabajo, cooperación internacional etc. se ha incrementado notablemente y que la situación del paludismo ha empeorado en muchas regiones el riesgo de contraer la enfermedad se hace mayor.

En Europa se ha incrementado progresivamente el número de casos durante el decenio 1985-1995, con un incremento global del 5.9%. De forma paralela a lo que ha ocurrido en los países de su entorno, en España, como veíamos en el capítulo anterior, también se ha observado un incremento de los casos de malaria en los últimos años.

Pero además debemos comentar que los viajeros que caen enfermos durante un viaje les puede resultar difícil acceder a una asistencia fiable y los que desarrollan paludismo al regresar a un país no endémico pueden encontrarse con diversos problemas como que los médicos pueden no estar familiarizados con el paludismo, el diagnóstico puede demorarse y los medicamentos, evolucionando a formas severas y con muchas complicaciones.

Country	2012					2011		2010		2009		2008	
	National data	Report type	Cases	Rate	ASR	Cases	Rate	Cases	Rate	Cases	Rate	Cases	Rate
Austria	Y	C	28	0.33	0.34	7	0.08	48	0.57	44	0.53	57	0.69
Belgium	Y	C	206	1.86	1.93	184	-	166	-	144	1.34	181	-
Bulgaria	Y	A	16	0.22	0.21	8	0.11	5	0.07	8	0.11	0	0.00
Cyprus	Y	C	1	0.12	0.09	6	0.72	1	0.12	1	0.13	0	0.00
Czech Republic	Y	C	25	0.24	0.23	28	0.27	11	0.11	10	0.10	22	0.21
Denmark	-	-	-	-	-	-	-	-	-	-	-	-	-
Estonia	Y	C	6	0.45	0.45	1	0.08	1	0.08	4	0.30	0	0.00
Finland	Y	C	46	0.85	0.90	33	0.61	33	0.62	34	0.64	42	0.79
France	N	C	1 851	-	-	1 891	-	2 439	-	2 199	-	2 246	3.51
Germany	Y	C	547	0.67	0.70	562	0.69	615	0.75	523	0.64	547	0.67
Greece	Y	C	95	0.85	0.90	92	0.83	45	0.40	51	0.46	39	0.35
Hungary	Y	C	5	0.05	0.05	10	0.10	5	0.05	8	0.08	5	0.05
Ireland	Y	C	65	1.42	1.38	61	1.34	82	1.84	90	2.02	82	1.84
Italy	-	-	-	-	-	-	-	662	1.10	651	1.08	586	0.98
Latvia	Y	C	3	0.15	0.15	4	0.19	5	0.24	6	0.28	2	0.09
Lithuania	Y	C	6	0.20	0.22	3	0.10	3	0.10	3	0.09	3	0.09
Luxembourg	Y	C	7	1.33	1.28	3	0.59	12	2.39	3	0.61	2	0.41
Malta	Y	C	2	0.48	0.26	1	0.24	0	0.00	1	0.24	3	0.74
Netherlands	Y	C	194	1.16	1.19	253	1.52	247	1.49	237	1.44	229	1.40
Poland	Y	C	21	0.05	0.05	14	0.04	35	0.09	22	0.06	22	0.06
Portugal	Y	C	71	0.67	0.68	67	0.65	50	0.48	44	0.42	42	0.41
Romania	Y	C	32	0.16	0.15	40	0.20	19	0.10	12	0.06	13	0.06
Slovakia	Y	C	6	0.11	0.10	1	0.02	2	0.04	0	0.00	2	0.04
Slovenia	Y	C	7	0.34	0.33	6	0.29	9	0.44	7	0.34	3	0.15
Spain	Y	C	421	0.90	0.88	405	0.87	351	0.76	356	0.77	290	0.64
Sweden	Y	C	85	0.90	0.95	95	1.01	115	1.23	81	0.88	91	0.99
United Kingdom	Y	C	1 378	2.19	2.21	1 677	2.68	1 761	2.84	1 495	2.43	1 371	2.24
EU Total	-	-	**5 124**	**0.88**	**0.89**	**5 452**	**0.94**	**6 722**	**0.99**	**6 034**	**0.90**	**5 880**	**1.19**
Iceland	-	-	-	-	-	-	-	-	-	-	-	-	-
Liechtenstein	-	-	-	-	-	-	-	-	-	-	-	-	-
Norway	Y	C	37	0.74	0.75	30	0.61	37	0.76	34	0.71	32	0.68
EU/EEA Total	-	-	**5 161**	**0.88**	**0.89**	**5 482**	**0.94**	**6 759**	**0.98**	**6 068**	**0.89**	**5 912**	**1.18**

Casos de paludismo importado diagnosticados en Europa

En los últimos años, la población inmigrante que vuelve a su país durante las vacaciones o para visitar a amigos y/o familiares tras un período de residencia en zonas no palúdicas (los denominados

«VFR» *[visiting friends and relatives]*) han emergido como un grupo de alto riesgo para la adquisición de paludismo, especialmente aquéllos con estancias prolongadas fuera de áreas no endémicas y sus hijos (muchos de éstos de segunda generación que nunca han residido en áreas de transmisión palúdica). Ello es debido a varios factores, entre los que cabe destacar la disminución del estado de semiinmunidad frente a *Plasmodium* tras abandonar áreas endémicas (estimado en 3-5 años), la realización de viajes a zonas y en condiciones de mayor riesgo que los viajeros no inmigrantes, a la sensación de «falsa seguridad» por haber vivido previamente en las áreas a visitar, lo que se traduce en una menor percepción de riesgo y, consecuentemente, en una menor adopción de medidas sanitarias recomendadas (protección frente a picaduras de insectos y quimioprofilaxis palúdica). Por este motivo a los inmigrantes que vuelvan a su país en condición de visita temporal, se les ha de considerar como viajeros y han de recibir las mismas consideraciones en cuanto a consejos y profilaxis que ellos.

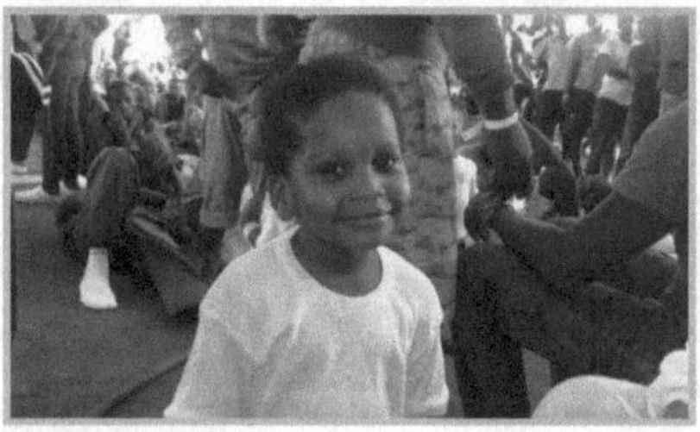

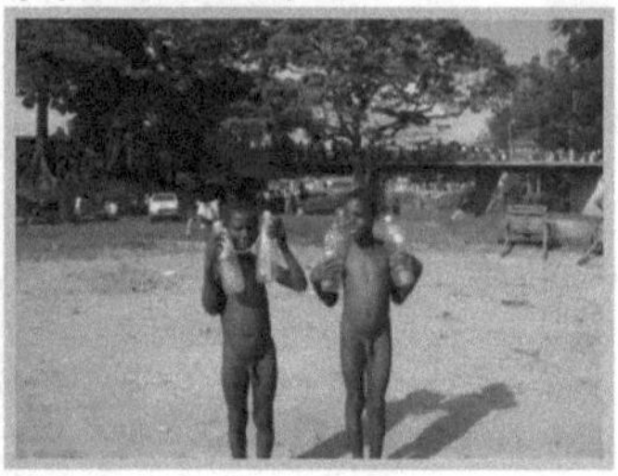

RIESGO DE MALARIA EN VIAJEROS

El riesgo de adquisición de malaria durante un viaje va a depender fundamentalmente de cuatro factores:

Zona geográfica visitada

El mayor riesgo corresponde a África del Oeste y África del Este, seguido de Papúa Nueva Guinea, Islas Salomón y África del Sur.
En países donde el grado de transmisión varía en función de las zonas, el viajero debe tratar de informarse sobre el riesgo que existe en las zonas concretas que va a visitar. En caso de no

disponer de dicha información antes de salir de viaje, se recomienda tomar las precauciones para cubrir el riesgo más alto notificado aplicable al área o país; estas precauciones pueden modificarse a la llegada cuando se disponga de más información. Esto es aplicable especialmente a viajeros que visitan lugares remotos y zonas donde no se dispone de equipos de diagnóstico ni de asistencia médica. Los viajeros que pasan la noche en zonas rurales pueden exponerse a un riesgo más alto.

Especie parasitaria predominante

La distribución por especies es: *P falciparum:* África, Sudeste Asiático India y Sudamérica. *P malarariae* se observa en toda el área intertropical (es poco frecuente). *P ovale* predomina en África (casos aislados en otros continentes). *P vivax* en América central, Sudamérica, Asia, Oriente Medio y algunos países de la Cuenca Mediterránea (Turquía, Marruecos, Egipto).

	Plasmodium FALCIPARUM	Plasmodium MALARIAE	Plasmodium VIVAX	Plasmodium OVALAE
AFRICA	Predomina Subsahara	Presente área Subsahariana	Raro	Presente área Subsahariana
ASIA	No en INDIA Sureste Asia	Raro	India Sureste Asia	Raro
AMERICA	Presente Predomina en Haití y R. Dominicana	Raro	Predominante	Raro
OCEANIA	Predominante	Raro	Presente	Raro

Realización de las medidas de prevención

En zonas de riesgo la elección y seguimiento de la profilaxis es el factor más importante. Se estima que el 80% de los casos en europeos se producen en aquellos viajeros que no realizan quimioprofilaxis o lo hacen irregularmente.

Frecuencia de resistencia a los antipalúdicos

En la siguiente tabla se muestra la distribución geográfica de resistencias a los antipalúdicos.

FARMACO	REGIÓN
P. FALCIPARUM	
Resistencia a Cloroquina	En todas las zonas palúdicos excepto en América Central, Haití y R. Dominicana.
Multirresistencia Emergente	Focos en África, zonas de la Cuenca Amazónica, Sureste de Asia y Oceanía Occidental.
Multiresistencia Establecida	Sureste de Asia (Tailandia-Camboya-Myanmar) y focos en la cuenca Amazónica.
P. VIVAX	
Resistencia a Cloroquina	Diseminada en Papúa e Irian Java, casos aislados en Brasil, Guatemala, Guayana India y Myanmar.
Resistencia a Primaquina	Diseminado en Sureste Asiático, Asia Sur Occidental y Pacifico, focal en África (Somalia) y América central (Guatemala).
P. OVALE	No se describen resistencias.
P. MALARIAE	No se describen resistencias (reciente en Indonesia).

PREVENCION DE LA MALARIA EN VIAJEROS

Recalcar e insistir en la importancia que todos los viajeros con independencia del motivo del viaje (turistas, negocios, misioneros, estudiantes, tripulaciones de aeronaves o barcos, cooperantes, militares, viajeros de larga estancia e inmigrantes que retornan a su país), que van de viaje a zonas con trasmisión de malaria deben tomar precauciones contra la enfermedad.

La estrategia de prevención en viajeros descansa sobre cuatro pilares, lo que podríamos denominar el **"ABC"** de la protección contra la malaria, fundamentales:

1.- **Informar al viajero** de esta enfermedad, de los riesgos particulares de su adquisición durante el viaje, del período de incubación, de cómo se manifiesta y lo importante que es un diagnóstico y tratamiento a tiempo que evite la aparición de las complicaciones (**Educación Sanitaria**).

2.- Usar **medidas barreras** que limiten las picaduras de vectores.

3.- Tomar la **quimioprofilaxis** de manera adecuada.

4.- La posibilidad de **autodiagnosticarse y autotratarse** en casos concretos.

1.- INFORMACIÓN

Este es el aspecto más importante y en el que menos se incide a la hora de evitar las consecuencias de esta enfermedad. Hay que dar una información clara y concisa, que no sea superficial ni excesiva y que incluya una descripción general de la enfermedad, de su vía y forma de transmisión, de cuando pica el mosquito, de los riesgos de adquisición particulares durante el viaje, del período de incubación para las distintas especies, del cuadro clínico, de las medidas de prevención y de lo importante que es un diagnóstico y tratamiento a tiempo que evite la aparición de complicaciones. En resumen, con la **información pretendemos que el viajero sea consciente del riesgo.**

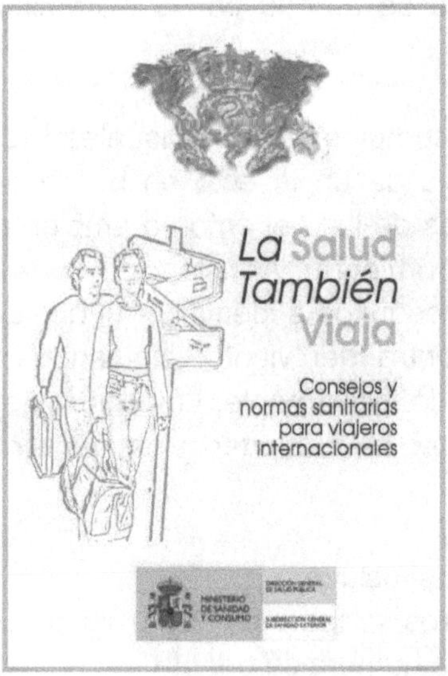

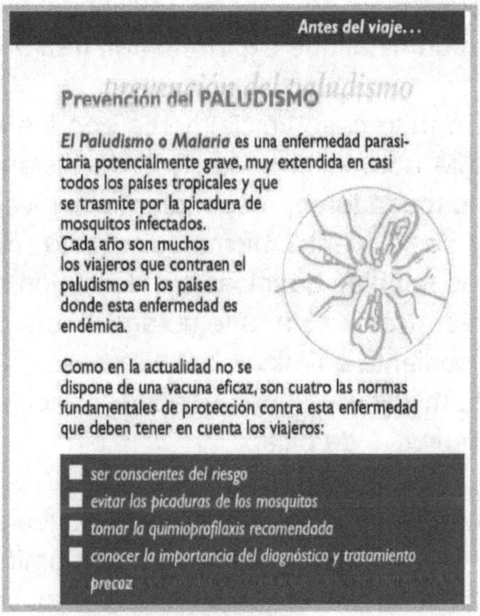

Modificado de La Salud También Viaja del MSC

Después de esto queda “negociar” con el viajero su estrategia particular de prevención hasta que tengamos la impresión de que ha quedado convencido. Dentro del grupo de viajeros que regresan con malaria, menos del 10% refiere el haber usado alguna medida de protección personal o haber tomado correctamente la profilaxis antipalúdica indicada. La entrega de un folleto gráfico explicativo o la proyección de un video son medidas que se utilizan en unidades especializadas para tal fin.

2.- MEDIDAS DE BARRERA: PROTECCION FRENTE A MOSQUITOS

Los factores que atraen a los artrópodos hematófagos hacia el hospedador son complejos y están coordinados con los comportamientos de búsqueda de lugares de oviposición. En general, los procesos más importantes en los mosquitos están guiados por olores, pero situados en un contexto de factores externos (lluvia, viento, humedad y temperatura) y factores internos (edad, sexo, estado fisiológico y preferencia). Las hembras nulíparas, por ejemplo, tienen una preferencia absoluta por la búsqueda de sangre, que solamente se atenúa por la distensión abdominal que experimentan tras alimentarse.

En todo caso, inicialmente son los estímulos físicos (“visuales”) los que activan el vuelo a larga distancia de un insecto en busca de hospedadores, respondiendo a niveles de luz del entorno ambiental y de la fuente misma (contraste, movimiento). A distancias cortas, las señales químicas ayudan a los mosquitos a identificar el hilo de olor (respuesta anemotáctica en contra del viento, siguiendo el gradiente químico), orientándose así definitivamente. Los contrastes térmicos y de humedad de la piel también ayudan a la decisión definitiva de picar.

Los estímulos químicos más conocidos incluyen:

- CO_2 expedido por los mamíferos vertebrados. Su percepción provoca que el vuelo de los mosquitos hembra se oriente.

- Octenol. Entre los compuestos que constituyen los olores de mamíferos se encuentra el octenol. El efecto atrayente de este compuesto se ha documentado para una amplia gama de dípteros hematófagos.

- Ácido láctico, acetona, estradiol, cadaverina y lisina. Las diferencias entre personas y animales y entre unas personas y otras en la atracción sobre hembras de mosquitos están muy asociadas con las diferencias en los niveles de ácido láctico.

- Ácidos grasos de la piel. Como estos varían entre individuos, se ha propuesto como una de las causas de atracción de humanos para algunos vectores.

- Efecto del pH. Atrae más a los mosquitos la presencia de sudor alcalino.

Estas observaciones contribuyen a explicar las preferencias alimenticias entre géneros y especies de mosquitos con preferencia por humanos (antropofílicos). Los mosquitos zoofílicos se orientan mejor por un atrayente de carácter general como es el CO2, mientras que los mosquitos antropofílicos parecen ser atraídos mejor por olores específicos del humano. La distribución de estos olores en el cuerpo parece dirigir a los mosquitos hacia el sitio de picadura.

Todos estos factores influyen poderosamente en las posibles medidas a adoptar para evitar la picadura de vectores, que se van a tratar a continuación:

A.- Ser consciente de los tiempos de exposición máximos y lugares.

La exposición a las picaduras de artrópodos pueden reducirse si los viajeros modificar sus patrones de actividad o comportamiento. Aunque los mosquitos pueden picar a cualquier hora del día, el Anopheles pica sobre todo al anochecer, por lo que se intentará evitar la exposición pasado el ocaso. Evitar las actividades al aire libre como acción preventiva a las horas de máxima posibilidad de picadura puede reducir el riesgo.

B.- Medidas de barrera

La utilización de medidas de barreras de forma rigurosa reducen sustancialmente las picaduras de mosquitos. Pero lo cierto es que solo una pequeña proporción de viajeros las utiliza de forma sistémica. Lo más común es el uso regular de alguna del total de medidas personales recomendadas. Estas medidas suelen ser más utilizadas por los que viajan con paquetes turísticos y hoteleros y por aquellos que lo hacen por primera vez a los trópicos y menos por aquello que hacen turismo de "mochila".

La medida más eficaz para prevenir esta enfermedad es reducir el riesgo de picaduras de mosquitos, especialmente en este caso entre el anochecer y el amanecer. Para ello se seguirán las **siguientes recomendaciones**:

- Durante los periodos en que pican los mosquitos se debe permanecer en interiores y, si es posible, en un edificio bien construido y bien conservado, con aire acondicionado y/o tela mosquitera en puertas y ventanas.
- Evitar perfumes o colonias fuertes ya que pueden atraer a los mosquitos.
- Es aconsejable el uso de ropa cómoda pero de manga larga.
- Utilizar mosquiteras en la cama, correctamente colocadas vigilando que no tenga agujeros, estas se pueden adquirir impregnadas con insecticida (generalmente un piretroide), favoreciendo el efecto repelente del artrópodo.
- La correcta higiene personal ayuda a evitar la producción o a eliminar de la piel sustancias atrayentes para los mosquitos.
- Una de las medidas más eficaces es dormir en habitaciones con aire acondicionado. En ausencia de habitación con aire acondicionado es conveniente rociar con permetrina o insecticidas similares en la habitación antes de acostarse.
- Los artefactos de ultrasonidos no son efectivos para evitar las picaduras de mosquitos.

C. Utilización de repelentes

Son sustancias que se aplican sobre la piel para ahuyentar a los insectos y así evitar sus picaduras. Los repelentes no matan al insecto pero lo alejan, actúan, en líneas generales, obstruyendo el sensor del artrópodo y confundiéndolo para que no pueda aterrizar y picar.

Las primeras investigaciones sobre repelentes se hicieron por necesidades militares. El primer repelente que se empleó fue el aceite de citronella, que se sustituyó por una sustancia de síntesis denominada dimetil ftalato y finalmente, éste, que se deseaba sustituir por los problemas que originaba su efecto disolvente orgánico, se desarrolló el DEET (dietil toluamida), que fue descubierto por científicos del Departamento de Agricultura de los Estados Unidos y patentado por el US Army en 1946. DEET se popularizó hasta el punto de que la mayoría de los repelentes hasta hoy se han formulado con él. Sin embargo, no es un repelente perfecto, debido a su toxicidad y propiedades irritantes, lo que justifica que se haya intentado desarrollar sustancias alternativas.

La protección y duración del repelente pueden variar en función de la temperatura ambiente, la sudoración y la exposición al agua. Como normas generales de utilización de un cualquier repelente pueden citarse las siguientes:

- Deben aplicarse para proporcionar protección durante los períodos en que pican los insectos.
- Impregnar solo las partes de piel expuestas, respetando mucosas y piel dañada.
- No se deben ingerir.
- No esparcir en áreas cerradas sin ventilación.
- No rociar directamente en la cara sino en las manos, para después aplicarlo en la cara evitando el área de los ojos y la boca.
- Después de regresar a interiores es recomendable lavar la piel expuesta al repelente con agua y jabón.

- Al aplicar junto con protector solar, el repelente se utilizara sobre el protector solar.
- Es importante seguir las instrucciones recomendadas al aplicar en bebes y lactantes.

Como repelentes recomendamos los formulados a base de DEET (N- diethylmetatoluamida), siendo generalmente el repelente de primera elección. Está disponible en varias concentraciones, se aconsejan del 20-35%, las concentraciones de 20 % se ha demostrado que ofrecen protección de hasta 8 horas, aunque la duración media es de 4-6 horas. No se aconsejan en concentración por encima del 45-50%, disminuyendo un 50% por cada 10ºC de elevación.

Presenta un alto grado de absorción cutánea unido a cierto grado de toxicidad, especialmente en niños. De hecho, la Academia Americana de Pediatría recomienda que los repelentes usados en niños no contengan más de un 10% de DEET y lo desaconseja a menores de 36 meses.

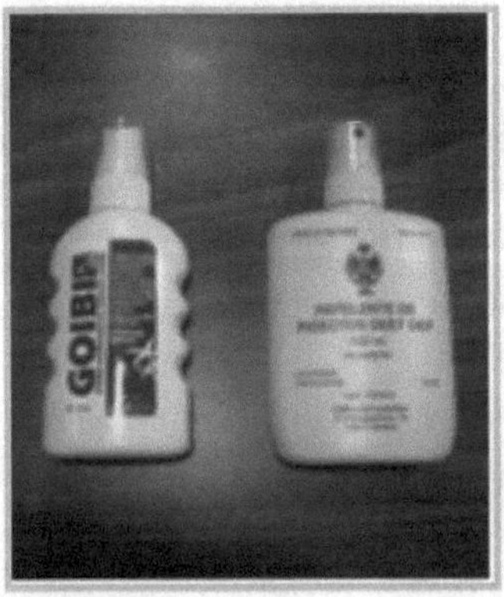

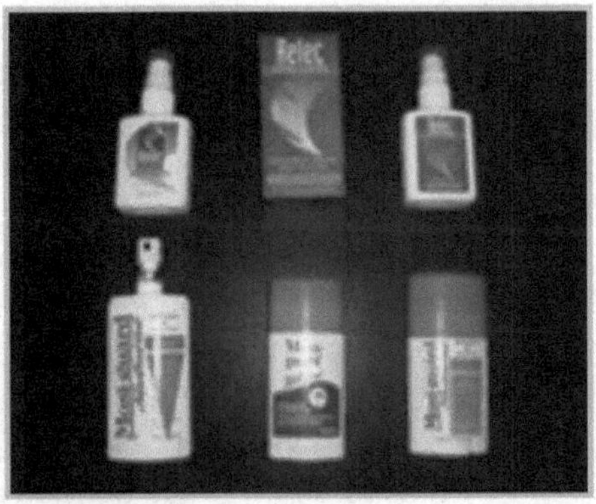

El DEET produce unas desagradables sensaciones en los terminales sensitivos de los insectos, y por ello su efecto repelente es muy marcado cuando el insecto se posa en alguna superficie tratada. También presenta una elevada volatilidad, por lo que genera un cierto entorno repelente en las zonas donde se aplica. Se puede presentar en diversas formulaciones y presentaciones (spray, loción, crema, aerosol, toallitas impregnadas). Presenta algunos inconvenientes como por ejemplo su actividad como disolvente de pinturas, barnices, plásticos y tejidos sintéticos, lo que limita su aplicación en la ropa ya que además produce manchas.

Está en cuestión la existencia de una sinergia peligrosa cuando se emplea junto con piretrinas. Por tanto habrá que tener especial cuidado cuando el interesado viaje a zonas donde se emplee la permetrina como método de prevención de picaduras.

Otros repelentes pueden ser Picaridin (Autan ®), se formula al 10% y 20%, su efecto dura 8 horas; extracto de limón de eucalipto (Mosiguard ®) o el Icaridin en concentraciones de aproximadamente el 20% para los viajeros que prefieren no utilizar productos con DEET.

Para saber más: OTROS REPELENTES

Citronella

Es un extracto de los derivados terpénicos compuesto fundamentalmente de citronela y limoneno. No se conoce con exactitud el mecanismo por el que se produce la actividad repelente, se piensa que se debe a una acción mixta por un efecto desagradable sobre las terminaciones sensitivas así como un bloqueo de la percepción química que usan para orientarse. La citronella suele combinarse a otros compuestos para aprovechar su agradable olor. Es poco tóxico y su aplicación tópica no suele provocar ninguna reacción adversa, lo que unido a su bajo coste hace que su empleo este muy extendido a pesar de su limitada eficacia repelente.

Eucaliptus maculata ssp citriodora

Es un hecho observado de que determinado tipo de eucaliptos crean una especie de barrera a su alrededor que impiden el acercamiento de algunos insectos voladores. Sobre este hecho se han desarrollado ensayos hasta dar con el PMD (P-mentano-3,8-

diol), el cual presenta un buen efecto como repelente contra la picadura de muchos insectos y arácnidos.

Su mecanismo de acción no está totalmente aclarado y parece que se comporta como la citronella. A pesar de que la citronella y el eucalipto son derivados naturales y tiene pocos efectos secundarios, su poca duración y la escasa intensidad de su efecto hace que solo se recomienden cuando no se disponga de otro repelente.

Bayrepel o ácido 1-piperidincarboxílico, 2-(2-hidroxietil)-1-etilpropiléster (picaridina o icaridina)
Su mecanismo de acción se basa en interferir los receptores específicos de los insectos. En concentraciones iguales a otros repelentes tiene un tiempo de protección siempre igual o mayor a otros principios activos. En concentraciones del 20% su actividad puede llegar hasta las 8 horas.
No es agresivo, ni produce irritaciones. Tiene buenas propiedades cosméticas y se suele recomendar para las pieles sensibles.

Piretrinas
Además de su propio efecto insecticida, las piretrinas poseen una potente acción repelente de insectos, pero su coste y el interés de reservarlo para otros usos aconsejan reservar su uso en prevención al tratamiento superficial de mosquiteras. Existe además la posibilidad ya citada de riesgos en asociaciones con otros repelentes, lo que obliga a prestar atención a la posibilidad de mezclas indeseables en caso de sobredosificación.

D. Otras medidas:
Las **redes mosquiteras** son un medio excelente de protección personal mientras se está durmiendo (el tamaño de malla en las redes de mosquito de la cama no debe ser mayor de 1,5 mm). Las telas pueden impregnarse con permetrina al 13.3%, aumentando de esta forma considerablemente la protección personal.

También pueden impregnarse la ropa con piretroides (permetrina al 0.5%). Se pulveriza la ropa durante 30-45 segundos y después se seca durante 2-4 horas antes de ponérsela. El efecto repelente suele durar unas dos semanas y resistir varios lavados, pudiendo repetirse posteriormente el proceso, ya que no altera los tejidos ni deja mal olor.

Las espirales contra mosquitos son el ejemplo más conocido de vaporizador insecticida, normalmente con un piretroide sintético como ingrediente activo. Una espiral es suficiente para toda la noche en un dormitorio normal. Una versión más sofisticada que requiere electricidad, son los difusores insecticidas, que se colocan sobre una rejilla que al calentarse con electricidad hace que el insecticida se vaya evaporando.

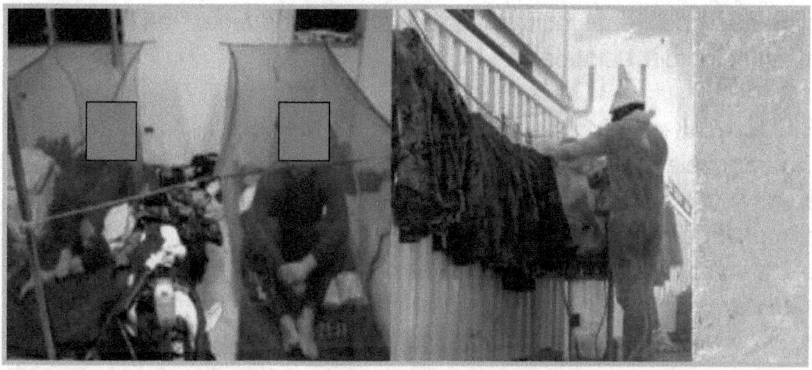

El viajero puede rociar las habitaciones con **insecticidas en aerosol** a base de piretrinas antes de acostarse, o bien utilizar difusores de estas sustancias.

La colocación de **pantallas de protección contra mosquitos en ventanas y puertas** reduce la exposición a insectos voladores. Debe buscarse alojamiento con estas características siempre que sea posible.

El **aire acondicionado** es un medio muy efectivo para mantener fuera de la habitación mosquitos y otros insectos. En los hoteles con aire acondicionado generalmente no es necesario tomar otras precauciones en el interior.

Para saber más:

Control de la población de mosquitos

No es objeto de este texto la descripción exhaustiva de los medios de control de plagas pero sí se pueden destacar, unas guías de actuación respecto al control de vectores:

A.- Control ambiental de la población de mosquitos

La eliminación de criaderos por parte de las autoridades debe ser una labor continua, integral y sistemática e involucrar a toda la población. Para ello debe abordarse una estrategia de saneamiento ambiental, con medidas destinadas fundamentalmente a mejorar los sistemas de abastecimiento y almacenamiento de aguas y eliminación de residuos.

B.- Control químico de la población de mosquitos

El conocimiento preciso de un vector permite reducir al máximo las áreas y frecuencias de aplicación de adulticidas, lo cual redunda en primer lugar en una reducción del riesgo de efectos no deseados sobre las personas, y secundariamente en una reducción del daño medioambiental. Es muy eficaz el empleo de alfacipermetrina como adulticida. Los piretroides sintéticos, familia a la que pertenece esta sustancia, tienen una acción repelente, ya citada, debida a una excitación del sistema nervioso periférico del insecto. Pero también, y sobre todo, tienen una acción tóxica una vez que atraviesan el exoesqueleto quitinoso. Actúan sobre la membrana de la célula nerviosa, bloqueando la corriente de los canales de sodio y produciendo así un retraso en la repolarización y consiguiente parálisis del insecto, que, al no poder alimentarse, muere. En los insectos adultos, también impiden o alteran la oviposición.

El tratamiento adulticida debe ser evidentemente complementado con los tratamientos larvicidas, dirigidos al verdadero núcleo del problema, que son los individuos inmaduros. Si se combate sólo el mosquito adulto en un lapso corto de tiempo, se puede esperar una disminución muy rápida del número de mosquitos adultos. Pero esta disminución será de poca duración, porque los insecticidas perderán rápidamente su efecto y mosquitos recién nacidos ocuparán el espacio ecológico libre (los mosquitos presentan pues una selección fuerte). Es por tanto, altamente aconsejable combatir también los sitios de incubación, así como también usar larvicidas. "Slow-release", las formulaciones de liberación lenta de metopreno pueden usarse en este caso como larvicidas.

Las tendencias actuales incluyen el empleo de insecticidas adulticidas y larvicidas combinados en aquellos casos en que sea necesario, y en soportes adecuados a la superficie a tratar. Así, existe disponibilidad comercial de diversas mezclas de organofosforados o piretroides sintéticos con sustancias miméticas de la hormona juvenil como el piriproxifén, en presentaciones microencapsuladas en una matriz activa de carbonato cálcico y resina, que liberan los activos únicamente a la temperatura de desarrollo del insecto, aumentando así la persistencia y reduciendo la toxicidad. De este tipo de productos existen versiones vehiculadas tanto en pintura para aplicación en paramentos como en concentrado pulverizable para superficies y tejidos diversos.

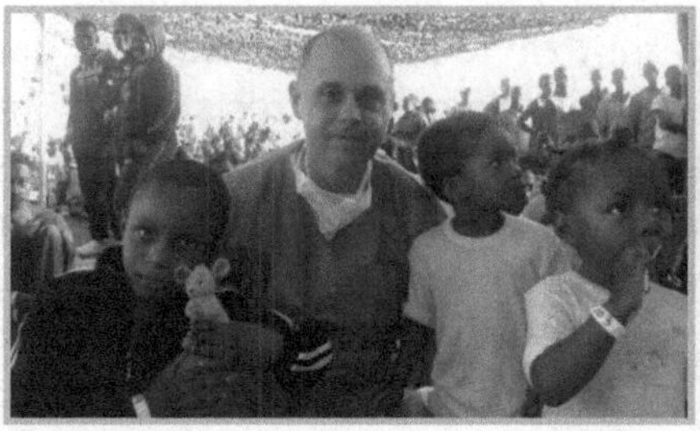 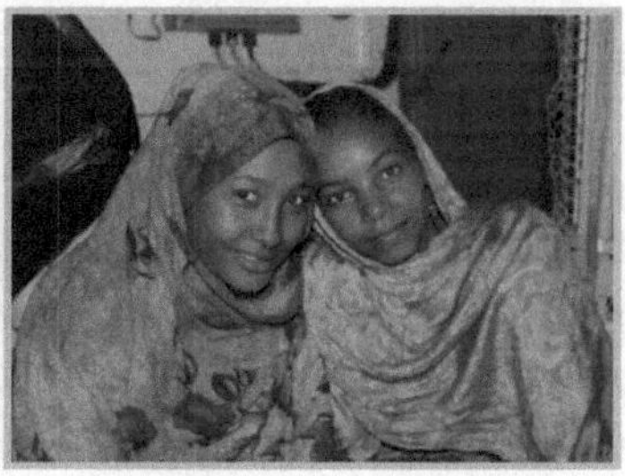

3.- QUIMIOPROFILAXIS DE LA MALARIA EN LOS VIAJEROS

Al no disponer aun de una vacuna totalmente eficaz, la profilaxis adecuada con fármacos (junto con evitar las picaduras de mosquitos) son las medidas que más protegen al viajero.

Podemos definir la quimioprofilaxis como el uso de determinados fármacos antipalúdicos de forma profiláctica a fin de evitar el desarrollo de la enfermedad en caso de ser picados por un mosquito infectado.

Ninguna medicación previene la infección, por lo que el término real sería el de la quimiosupresión. La mayoría de los fármacos usados en la profilaxis eliminan el parásito una vez que está en la sangre, (profilaxis supresiva), lo que obliga a continuar la toma de la medicación durante cuatro semanas después de salir de la zona; mientras que otros (atovacuona-proguanil, primaquina) poseen la capacidad de eliminar el parásito durante la esquizogonia hepática (profilaxis causal), lo que permite suspender la toma de la medicación la semana después de salir de la zona. Como se necesitan niveles terapéuticos en sangre nada más entrar en la zona de riesgo, la toma de la medicación se suele iniciar una semana antes, aunque con algunos (proguanil, atovacuona-proguanil, doxiciclina) se consigue en uno o dos días.

Recalcar que **ninguna pauta garantiza 100% de protección**, que el fracaso no significa indefectiblemente resistencia al medicamento, que cuando fracasa suelen aumentar los periodos de incubación retrasando varias semanas la aparición del parásito en sangre y que son posibles las recidivas de P vivax o P ovale meses después de haber realizado la profilaxis correctamente. Tampoco ninguna pauta está exenta de efectos secundarios o contraindicaciones.

La toxicidad achacada a los antipalúdicos depende del tipo de estudio y de cómo este se haya realizado, según la bibliografía consultada la pauta cloroquina-proguanil es la que produce con más frecuencia algún tipo de efectos secundarios y la que más se asocia a abandono voluntario de la quimioprofilaxis, mientras que mefloquina es la que más efectos neuropsiquiátricos produce. La combinación atovacuona-proguanil tiene un grado de toxicidad bajo.

Al ser varias las opciones medicamentosas, cada una con sus indicaciones/contraindicaciones y ventajas/desventajas, la decisión de tomar o no profilaxis y que el tipo de medicamento merece un consejo individualizado.

En esta valoración se tendrán en cuenta **cuatro factores:**

- **Posibilidad de Transmisión:** depende de la endemicidad de la zona, destino y ruta concreta, duración del viaje, época del año (después de las lluvias) tipo y actividades del viajero (acampada libre, treking…).
- **Parásito:** especie de Plasmodium predominante y tasas de resistencia.
- **Viajero:** si ha tenido experiencias previas, valorar la actitud mostrada durante la negociación de las estrategias de prevención, son de mayor riesgo los niños, ancianos y mujeres embarazadas.
- **Acceso del viajero a las facilidades médicas en caso de enfermedad:** condiciones del destino, posibilidad de diagnóstico y tratamiento adecuado.

A la vista de lo anteriormente expuesto, la indicación de la toma de quimioprofilaxis tiene sentido siempre que el beneficio supere al riesgo de efectos secundarios importantes derivados de la toma de la medicación. Este beneficio es evidente en la mayoría de los viajes turísticas a zonas con una transmisión palúdica intermedia o alta, como África Tropical, áreas concretas del Subcontinente indio, áreas de la selva Amazónica y áreas del Pacífico, sin embargo, cuando el riesgo de adquirir una infección es bajo, como los destinos frecuentemente visitados del sureste de Asia y América Latina, tiene menos sentido, recomendándose fundamentalmente el uso de medidas de barrera y la visita a un médico en caso de enfermedad febril. Si el acceso a un médico no se pudiera garantizar en un plazo de 24 horas, por encontrarse en una zona remota, una alternativa seria el autotratamiento de emergencia

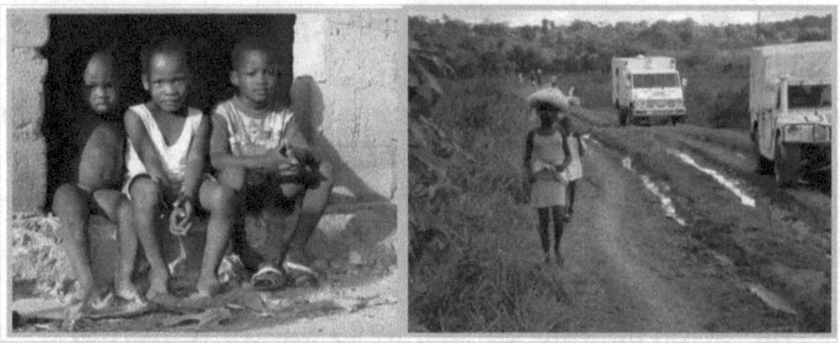

ELECCION DE LA PAUTA

Existen muchas guías, y algunas difieren entre ellas, siendo hoy por hoy las más aceptables, las recomendaciones de la OMS (http://www.who.int/ith) y las CDC americanos (http://www.cdc.gpv/travel). En ocasiones estas diferencias son evidentes y generan controversia, como las indicaciones generales de quimioprofilaxis en la India donde los CDC recomiendan atovacuona-proguanil o doxiciclina o mefloquina y la OMS suele recomendar además de las anteriores cloroquina-proguanil.

Organización Mundial de la Salud (OMS)

Respecto a la profilaxis antipalúdica, la OMS ha venido dividiendo el mapa del mundo en cuatro zonas, cuyos límites geográficos se han ido modificando a medida que se han extendido las resistencias, etiquetando las zonas como:

- **Zona sin riesgo**
- **Zona A:** Áreas con riesgo bajo y estacional. En muchas zonas no existe riesgo. El *Plasmodium Falciparum* está ausente o es sensible a la cloroquina. La profilaxis recomendada es **Cloroquina.**
- **Zona B**: Áreas con riesgo bajo en la mayor parte de las zonas. Zonas en las que se aísla *Plasmodium Falciparum* con baja resistencia a la cloroquina y en los que la

asociación de proguanil a la cloroquina confiere cierta protección. Las profilaxis recomendada es **cloroquina + proguanil**.

- **Zona C:** Áreas con presencia de Plasmodium Falciparum resistente a la cloroquina y con riesgo elevado en determinadas épocas del año. La profilaxis recomendada es **mefloquina** (primera elección).

  De alto riesgo en la mayoría de las zonas de África, excepto en zonas concretas ubicadas a ciertas alturas; de riesgo bajo en la mayoría de las zonas de Asia y América (alto en la cuenca del Amazonas), resistencias a cloroquina y pirimatamina-sulfadoxina frecuentes en Asia y variable en África y América.

  En las zonas fronterizas de Camboya, Myanmar y Tailandia se recomienda doxiciclina, debido a las resistencias presentadas a la mefloquina.

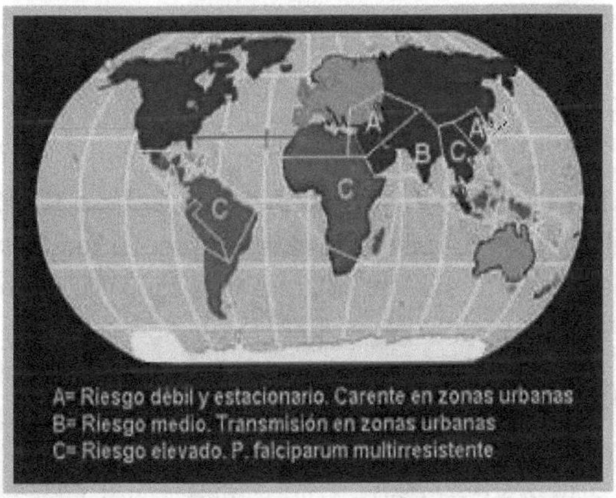

En la actualidad la OMS dependiendo del riesgo de paludismo en el área visitada, el método de prevención recomendado puede ser:

- Prevención de picaduras de mosquitos.
- Prevención de picaduras en combinación con quimioprofilaxis con cloroquina.
- Prevención de picaduras en combinación con quimioprofilaxis con cloroquina y proguanil.

- Prevención de picaduras en combinación con quimioprofilaxis con mefloquina, doxiciclina o atovacuona-proguanil.

Zona	Riesgo de paludismo	Medidas	Países*
I	Muy limitado	Prevención picadas mosquito	Centroamérica, norte de África, Oriente Próximo, Asia central
II	Existente a *P. vivax* o *P. falciparum* sensibles a cloroquina	Prevención picadas mosquito + quimioprofilaxis con cloroquina	Centroamérica, Asia central
III	Existente a *P. vivax* y *P. falciparum* combinado con aparición de resistencias crecientes a cloroquina	Prevención picadas mosquito + quimioprofilaxis con cloroquina y proguanil	Nepal, Sri Lanka, Tajikistán y partes de India y Colombia. Puede utilizarse la prevención tipo IV en su lugar
IV[a]	Alto riesgo a *P. falciparum* combinado con resistencia a fármacos antimaláricos	Prevención picadas mosquito + quimioprofilaxis con mefloquina o doxiciclina o atovaquona + proguanil**	África, Sudeste asiático, Yemen, Irán, Amazonas, del sur de Panamá, Hanan y Yunan en China
IV[b]	Riesgo bajo o moderado de *P. falciparum* combinado con alto grado de resistencia a antimaláricos		En la frontera de Tailandia con Camboya, Vietnam y Myanmar la resistencia a mefloquina obliga a usar doxiciclina o atovaquona + proguanil

2. Centers for Disease Control and Prevention (CDC)

Este organismo ha simplificado desde hace años el mapa palúdico en tres zonas, sin considerar la zona que la OMS estimaba como B:

- Zona sin riesgo,
- Zona de riesgo sin resistencia a cloroquina
- Zona de riesgo con resistencia a cloroquina.

En cuanto a la pautas de quimioprofilaxis del CDC, difieren de la OMS en los siguientes puntos:

- Considera a hidroxicloroquina como alternativa a cloroquina, cuando esta no se tolere, en viajes a zonas de P falciparum sensible a cloroquina y P vivax.
- No recomienda la pauta de cloroquina+proguanil como profilaxis de P falciparum resistente a cloroquina

- Recomienda la pauta de atovacuona+proguanil como una de las de primera elección (junto con mefloquina o doxiciclina) y sin las restricciones de la OMS, para viajes a zonas de P falciparum con resistencia a cloroquina.
- Considera que mefloquina puede emplearse como profilaxis de larga duración.
- Propone a la doxiciclina al mismo nivel que mefloquina y la recomienda especialmente en el área fronteriza entre Tailandia-Camboya.
- Indica primaquina como tratamiento durante catorce días, al regreso de viajes en aquellos que han estado en áreas con intensa transmisión de P vivax o P ovale.
- No considera la posibilidad de utilizar cloroquina+proguanil.

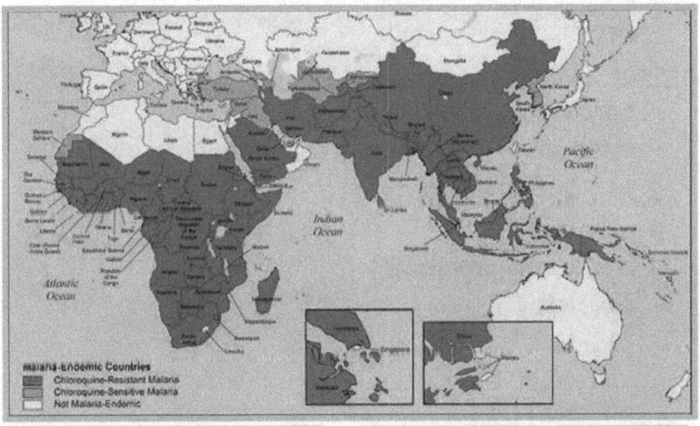

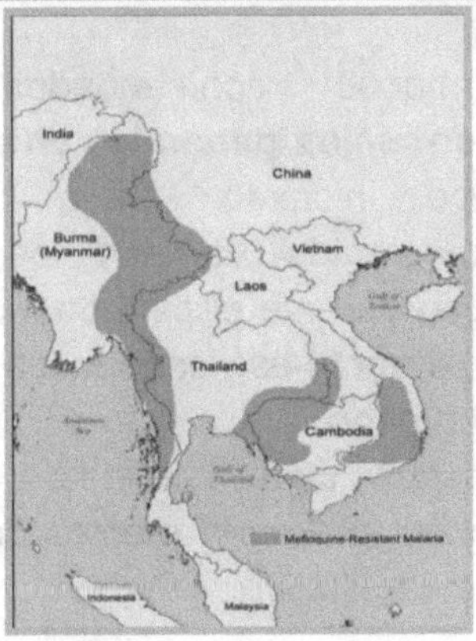

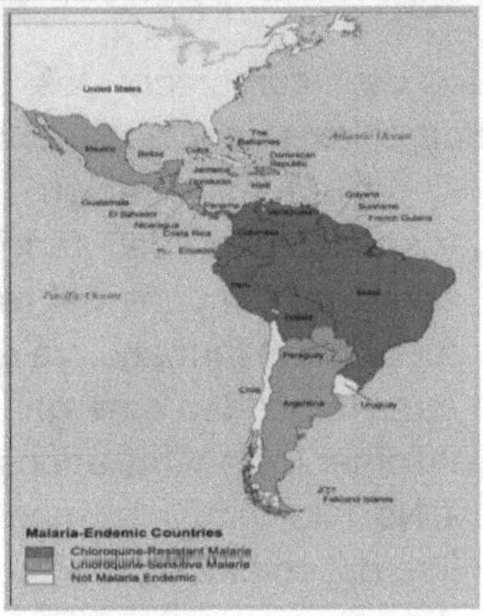

PRINCIPALES FÁRMACOS UTILIZADOS COMO QUIMIOPROFILAXIS

La quimioprofilaxis puede ser:

- **Supresiva**: tomar la medicación hasta 4 semanas después de salir de la zona endémica.
- **Casual**: tomar solo 1 semana después de salir de la zona endémica.

QUIMIOPROFILAXIS

- profilaxis supresiva: hasta 4 semanas después
- profilaxis causal: sólo 1 semana después
  - **primaquina, tafenoquina**
  - **atovacuona-proguanil**
- inicio 1 semana antes
  - **cloroquina**
  - **mefloquina**
- inicio 1-2 días antes
  - **proguanil**
  - **atovacuona-proguanil**
  - **doxiciclina**

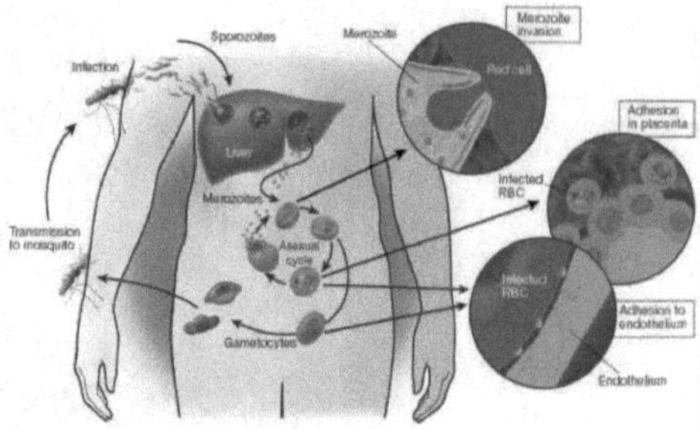

Antes de comentar los fármacos recomendados en la quimioprofilaxis, mencionar unos **consejos generales en el uso:**

- La administración debe iniciarse, antes del viaje (dependiendo del fármaco elegido variaran los días) y continuar después del regreso durante el periodo indicado en función del fármaco, ya que, durante ese periodo los parásitos todavía pueden emerger del hígado.
- Tomar los antimaláricos después de las comidas.
- No interrumpir la medicación si surgen efectos colaterales ligeros: consulte primero a un facultativo.

- Si surgen efectos secundarios severos, interrumpir el tratamiento y cambiar el medicamento de segunda línea recomendado para la zona visitada y consultar a un facultativo.

CLOROQUINA (RESOCHIN)

Es el tratamiento más empleado como profilaxis frente a la malaria. Se trata de un esquizonticida potente. Actualmente, es el fármaco de elección para las zonas donde no se ha descrito resistencia a la cloroquina. Las especies P vivax, P ovale y P malariae son sensibles a cloroquina excepto algunas cepas de P vivax presentes en Papúa Nueva Guinea e Indonesia; y, de forma esporádica, algunas cepas en India, Myanmar y América Central y del Sur.

Suele tolerarse bien. No tiene actividad frente a formas latentes hepáticas de P vivax y P ovale. La dosis aconsejada es de dos comprimidos de 250 mg de fosfato de cloroquina (300mg de cloroquina base) semanalmente, siempre a día fijo y tomarlo después de la comida principal. Debe iniciarse el tratamiento una semana antes de llegar a la zona, mantenerlo todo el tiempo que se permanezca en ella y continuar cuatro semanas después de abandonarla.

A las dosis aconsejadas para profilaxis por vía oral es muy seguro. Como efectos adversos originan en un 5-10% de los casos: molestias gastrointestinales y prurito.

No se recomienda en pacientes con epilepsia, miastenia gravis o psoriasis y debe emplearse con precaución en caso de presentar patología grave gastrointestinal, hepática, neurológica o hematológica. Debe ajustarse la dosis en caso de insuficiencia renal. Puede aumentar los niveles plasmáticos de digoxina. Disminuye la respuesta inmune a la vacuna contra la rabia.

Las dosis acumuladas mayores de 1g de base por kg de peso pueden producir retinopatía. El tratamiento prolongado con dosis diarias elevadas también puede producir miopatía, cardiopatía y neuropatía periférica, que mejoran si se suspende el fármaco rápidamente. Se aconseja, en pacientes que reciben tratamiento a largo plazo con dosis altas, revisiones oftalmológicas y neurológicas al menos cada 6 meses. El prurito es frecuente en piel oscura (cloroquina tiene afinidad por tejidos que contienen melanina).

Nombre Comercial	Resochin 250 mg
Indicaciones	Profilaxis y tratamiento de paludismo en zonas sin resistencia a la cloroquina
Posología y Duración del Tratamiento	Profilaxis: 5 mg de base/kg peso semanal (2 comp., 310 mg cloroquina). Administrar una vez a la semana, desde una semana antes de viajar y prologarlo 4 semanas tras el regreso
Contraindicaciones	Epilepsia, psoriasis e insuficiencia renal
Efectos Adversos	T. gastrointestinales, oftalmológicos (retinopatía), neurológicos y prurito

Es seguro en el embarazo y la infancia. Puede ser usado de forma prolongada como profilaxis.

Para saber más:

Se puede producir un precipitado reversible de cloroquina en la córnea, dando lugar a opacidades pequeñas. Esto puede manifestarse en el ver un "halo" alrededor de los objetos, visión opaca o fotofobia. Esta queratopatía puede manifestarse en forma muy temprana (algunas semanas después de haber comenzado el tratamiento). Después de haber dejado la medicación, la queratopatía es reversible. La cloroquina precipita en tejidos que contienen melanina. En caso de utilización crónica, se pueden producir alteraciones de las coroides y de la retina (corioretinitis). Esta retinopatía tóxica es irreversible. Las alteraciones son siempre bilaterales y generalmente simétricas. Frecuentemente se presenta una maculopatía ("bull's eye") con escotomas centrales y paracentrales, pero se puede presentar también una constricción del campo visual periférico. La dosis cumulativa total para la aparición de este efecto es generalmente de 100 mg de cloroquina o más. Como posibles efectos colaterales poco comunes se mencionan: tinnitus, disminución de la audición y sordera nerviosa. A veces ocurre una "miopatía por cloroquina" proximal.

MEFLOQUINA (LARIAM)

Está indicada en la quimioprofilaxis de malaria por P falciparum y P vivax resistentes a cloroquina. Se emplea en adultos y niños con más de 45 kg de peso a dosis de 250 mg semanales, iniciando el tratamiento una o dos semanas antes del viaje y continuándolo toda la estancia y cuatro semanas después de salir de la zona endémica. Se recomienda tomarlo con abundante agua y después de haber ingerido alimentos. La dosis pediátrica es de 5 mg/kg con la misma pauta. Esta medicación se comercializa en España con el nombre de Lariam®.

Efectos adversos y contraindicaciones: Ocasionalmente pueden presentarse alteraciones gastrointestinales, sensación de inestabilidad, vértigos o mareos, insomnio, motivos por los que no se recomienda en personas que desempeñen tareas que requieran gran coordinación espacial y agudeza visual, como tripulaciones aéreas o submarinistas. Estos síntomas desaparecen al retirar la medicación. No se debe prescribir en personas epilépticas o con antecedentes convulsivos o trastornos psiquiátricos, viajeros con alteraciones hepáticas graves, insuficiencia renal ni en mujeres embarazadas o en periodo de lactancia.

No utilizar en caso de alteraciones del ritmo cardiaco, epilepsia o alteraciones neuropsiquiátricas. No utilizar junto con beta-bloqueadores, antagonistas del calcio, digital o quinina (cardiotoxicidad cumulativa) o que hayan tomado recientemente halofantrina. No se aconseja en personas que requieran gran destreza como pilotos o submarinistas.

No recomendada en el primer trimestre del embarazo y debe evitarse la concepción en los tres primeros meses de terminar la profilaxis. No está indicada en niños con menos de 15 kg. Uso prolongado: De 3 a 12 meses.

Nombre Comercial	Lariam 250 mg 8 comprimidos
Indicaciones	Profilaxis y tratamiento de paludismo en zonas con resistencia a cloroquina y/o proguanil.
Posología y Duración del Tratamiento	5 mg de base/kg peso semanal (adultos 1 comp 250 mg/semana), empezar 2 o 3 semana antes, continuar durante el viaje y 4 semanas tras el regreso. Administrar el mismo día de la semana.
Contraindicaciones	No recomendando en el primer trimestre del embarazo, debe evitarse la concepción en los tres meses posteriores a terminar la profilaxis (Categoría C). No indicado en niños de peso inferior a 5 kg. Contraindicado en epilepsia y trastornos psiquiátricos. Interacciona y debe evitarse con: cloroquina, moxifloxacino, betabloqueantes, rifampicina, quinina, quinidina, valproato. amlodopino, diltiazem, bupropión y antihistamínicos. No recomendando en profesiones que necesitan coordinación y discriminación espacial (pilotos, buceadores, operadores de maquinaria pesada). No administrar junto a la vacuna oral de la fiebre tifoidea.
Efectos Adversos	Frecuentes: pesadillas, nauseas, cefaleas Menos Frecuentes: psicosis, ansiedad, alucinaciones, falta de memoria, gastrointestinales, insomnio, trastornos visuales.

TETRACICLINAS (DOXICICLINA)

Se emplean fundamentalmente para profilaxis de corta y mediana duración en áreas de resistencia de Plasmodium falciparum, en zonas con multiresistencia (resistencia a mefloquina (zonas fronterizas en Sudeste de Asia y en algunas zonas de América del Sur) y cloroquina), para epilépticos que se desplazan a zonas donde hay resistencia a la cloroquina y proguanil y si existe intolerancia o contraindicación a la mefloquina.

El fármaco de este grupo más utilizado en la profilaxis es la doxiciclina. La dosis para adultos es de 100 mg al día y para niños mayores de ocho años de 2 mg/kg al día. Debe comenzarse un día antes del viaje, tomarse todos los días durante la estancia y continuar cuatro semanas más al regreso.

Por regla general es una medicación bien tolerada en dosis profilácticas, en ocasiones puede producir molestias gastrointestinales y fotosensibilidad. Se tolera mejor si se administra con comida pero debe evitarse tomarlo junto a productos lácteos o antiácidos. Se ha asociado con esofagitis, úlceras esofágicas y pancreatitis. Se ha descrito también fotosensibilidad, onicolisis, pigmentación ungueal y toxicodermias graves. En mujeres puede favorecer la candidiasis vaginal. Precaución en casos de insuficiencia hepática. En niños menores de ocho años y en el feto puede producir pigmentación de los dientes y puede depositarse en los huesos alterando el crecimiento.

Está contraindicada en embarazadas, lactancia, menores de 12 años, lupus eritematoso sistémico y porfiria. Uso prolongado: máximo recomendado es de 3-4 meses.

Nombre Comercial	**Vibracina caps 100mg. Doxicilina Normon caps 100 mg** **Proderma caps 100 mg, Doxiclat 100 mg**
Indicaciones	**Profilaxis y tratamiento de paludismo por P. Falciparum resistente o no a mefloquina.**
Posología y Duración del Tratamiento	**1.5 mg /kg/día (adultos 100 mg/días)** **Comenzar un día antes de la salida, continuar durante el viaje y 4 semanas después del regreso.**
Contraindicaciones	**Contraindicado en embarazadas (Categoría D de FDA), lactantes y en niños menores de 8 años.** **Precaución en insuficiencia hepática** **Tratamiento prolongados en mujeres se asocia con aumento de vaginitis por cándida** **Posible disminución de absorción de ACO por reducción de flora intestinal al igual que con otros antibióticos de amplio espectro** **Interacción con antiácidos, espaciar tomas**
Efectos Adversos	**Hipersensibilidad a quemaduras solares. Fotosensibilidad**

CLOROQUINA-PROGUANIL

La pauta establecida es de dos comprimidos de 250 mg. de cloroquina (300 mg. de cloroquina base) una vez a la semana, siempre en día fijo y después de la comida principal y dos comprimidos de 100 mg. de proguanil cada día, Proguanil tiene alguna eficacia contra las formas primaria hepáticas, y por tanto actúa como profilaxis causal. Es una de las pautas que recomienda la OMS cuando existe quimiorresistencia moderada a la cloroquina, si el viajero tiene contraindicados otros antipalúdicos y debe viajar a zonas con quimiorresistencia elevada a la cloroquina y en el caso de viajeros de larga estancia.

Es importante comenzar la profilaxis, una semana antes de llegar a la zona de riesgo con la cloroquina, y un día antes con el proguanil, mantener la profilaxis durante el viaje y prolongarla con ambos medicamentos cuatro semanas después de abandonada la zona palúdica. Ambos medicamentos se comercializan en España con los nombres de Resochín® y Paludrine®. En adultos y adolescentes mayores de 15 años se puede utilizar un fármaco que asocia ambos principios activos en un comprimido diario, comercializado con el nombre de Savarine comenzando un día antes de llegar a la zona palúdica, manteniéndolo mientras se esté en ella y prolongándolo 4 semanas tras abandonar dicha zona.

Generalmente ambas son medicaciones bien toleradas. Los efectos secundarios más frecuentes son las alteraciones gastrointestinales, también pueden aparecer: reacciones cutáneas y/o alérgicas, ulceras bucales, problemas oculares, alopecia reversible y cefalea. En personas con déficit de glucosa 6 fosfafo deshidrogenasa (G-6-PD) puede provocar anemia hemolítica. Puede potenciar el efecto de los anticoagulantes, especialmente warfarina. Esta combinación es peor tolerada que mefloquina, doxiciclina o atovacuona-proguanil.

Está contraindicada además de los supuestos comentados con la cloroquina en casos de insuficiencia renal y hepática. En profilaxis prolongadas debe aconsejarse un control oftalmológico al menos una vez cada seis meses.

Durante el embarazo y la lactancia son relativamente seguros pero debe ser tomado con un suplemento de ácido fólico. En la infancia es seguro (ajustar la dosis).

AZITROMICINA

Puede ser una buena opción en embarazadas, no tiene una eficacia alta para P faciparum pero si para P vivax. Como efectos secundarios posibles destacan los gastrointestinales, aumento de enzimas hepáticos, neutropenia y el rush cutáneo.

ATOVAQUONA-PROGUANIL

Esta combinación está indicada para la profilaxis en zonas donde hay descrita resistencias a cloroquina. La formulación asocia para adultos 250 mg de atovaquona y 100 mg de proguanil, y para niños 62,5 mg de atovaquona y 25 mg de proguanil.

Nombre Comercial	**Malarone 12 comp (Atovacuona 250 mg/Proguanil 100 mg) Malarone 12 compr pediat. (Atovacuona 62.5 mg/Proguanil 25 mg)**
Indicaciones	**Profilaxis y tratamiento de paludismo en zonas con resistencia a la cloroquina y/o mefloquina.**
Posología y Duración del Tratamiento	**Profilaxis: De 11 a 20 kg: 1 comp/día Malarone pediátrico. De 21 a 30 kg: 2 comp/día Malarone pediátrico. De 31 a 40 kg: 3 comp/día Malarone pediátrico. Más de 40 kg: 1 comp/día Malarone. Duración de la Profilaxis: Empezar 1 día antes de la salida, continuar durante el viaje y 7 días después del regreso, administrar a la misma hora.**
Contraindicaciones	**Contraindicado en insuficiencia renal grave (CR<30 ml/min) En el primer trimestre del embarazo y lactancia. Evitar embarazo 3 semanas después de finalizar la profilaxis. No recomendando en niños de peso inferior a 11 kg.**
Efectos Adversos	**T. gastrointestinales, oftalmológicos (retinopatía), neurológicos y prurito.**

Los adultos y niños con más de 40 kg de peso deben tomar un comprimido al día empezando uno ó dos días antes de la exposición, durante todo el tiempo que estén en la zona y continuar una semana después del regreso.

Es una combinación bastante segura. Se han descrito efectos adversos como dolor abdominal, náuseas, vómitos, diarrea, cefalea, rush, aftas orales y, ocasionalmente, elevación transitoria de transaminasas. La eliminación de proguanil es fundamentalmente renal por lo que este fármaco estaría contraindicado en pacientes con insuficiencia renal grave. No está indicada en el embarazo, lactancia y menores de 5 kg.

Resumen de las pautas de quimioprofilaxis antimalarica

Quimioprofilaxis antimalárica: fármacos

• Cloroquina	Resochin[R]	2 comp/sem	1sem antes –durante –4sem desp
• Cloroquina/Proguanil	Savarine[R]	1 comp/d	1sem antes –durante –4sem desp
• Mefloquina	Lariam[R]	1 comp/sem	3sem antes –durante –4sem desp
• Doxiciclina	Doxiclat[R]	1 comp/d	1d antes –durante –4sem desp
• Atovacuona/Proguanil	Malarone[R]	1 comp/d	1d antes –durante –1sem desp

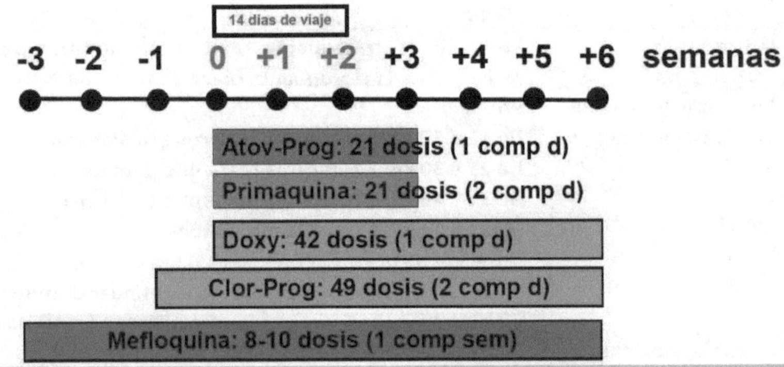

A continuación se enumeran unas tablas con las principales características de los fármacos utilizados en quimioprofilaxis de viajeros:

Nombre genérico	Régimen de dosificación	Duración de la profilaxis	Uso en grupos especiales			Principales contraindicaciones [a]
			Embarazo	Lactantes	Niños	
Atovaquone-proguanil comprimido combinado	Una dosis diaria. 11-20kg: 62,5 mg de *atovaquone* más 25 mg de *proguanil* (1 comp. pediátrico.)/día. 21-30kg: 2 comp pediátrico/día. 31-40kg: 3 comp. pediátricos/día. >40kg: 250 mg de *atovaquone* más 100 mg de proguanil (1 comp. adulto)/día.	Iniciar 1 día antes de partir y hasta 7 días después del regreso	Sin datos. No recomendada	Sin datos, no recomendada	No recomendada con menos de 11 kg de peso por falta de datos.	Hipersensibilidad al *atovaquone y/o proguanil*; insuficiencia renal grave (aclaramiento de *creatinina* <30 ml/min.).
Cloroquina	5 mg base /kg/ semana, en una dosis, o 10 mg base/kg/semana, fraccionada en 6 dosis/ día. Dosis adultos: 300 mg de *cloroquina* base/semana en una dosis, o 600 mg de *cloroquina* base/semana fraccionada en 6 dosis diarias de 100 mg base (1 día libre de medicación /semana).	Iniciar 1 semana antes de partir y hasta 4 semanas después del regreso. En el caso de dosis diarias: iniciar 1 día antes de la partida.	Segura	Segura	Segura	Hipersensibilidad a la *cloroquine*; historia de epilepsia; psoriasis.
Cloroquina-proguanil comprimido combinado	>50 kg: 100 mg de *cloroquina* más 200 mg de *proguanil* (1 comprimido)/ día.	Iniciar 1 día antes de partir y hasta 4 semanas después del regreso.	Segura	Segura	El tamaño del comprimido no es apropiado para personas de < 50 kg de peso.	Hipersensibilidad a la *cloroquina* y/o *proguanil*; insuficiencia hepática o renal; historia de epilepsia; psoriasis.

Nombre genérico	Régimen de dosificación	Duración de la profilaxis	Uso en grupos especiales			Principales contraindicaciones [a]
			Embarazo	Lactantes	Niños	
Doxiciclina	1,5 mg de sal/ kg/día. Dosis de adulto: 1 comprimido de 100 mg/día.	Iniciar 1 día antes de la partida y hasta 4 semanas después del regreso.	Contraindicada	Contraindicada	Contraindicada en menores de 8 años.	Hipersensibilidad a las tetraciclinas; disfunción hepática.
Mefloquina	5 mg/kg/semana. Dosis de adulto: 1 comprimido de 250 mg/semana.	Iniciar al menos 1 semana (preferiblemente 2-3 semanas) antes de la partida y continuar hasta 4 semanas después del regreso.	No recomendada en el primer trimestre, por falta de datos. (ver también pp.156-159 y comentarios).	Segura	No recomendada en menos de 5 kg de peso, por la falta de datos.	Hipersensibilidad a la *mefloquina*; trastornos psiquiátricos (incluida depresión) o convulsivos. Historia de enfermedad neuropsiquiátrica grave; tratamiento concomitante con *halofantrina*; tratamiento con *mefloquina* en las 4 semanas anteriores; No se recomienda, debido a los limitados datos disponibles, para personas cuyas actividades requieren fina coordinación y discriminación espacial, como, pilotos y operadores de maquinaria.

GRUPOS ESPECIALES

1. VIAJEROS DE LARGA ESTANCIA

Es el caso de misioneros, cooperantes o aquellos viajeros que van a permanecer en zonas palúdicas durante periodos prolongados (superiores a los 6-9 meses). Aunque hayan sufrido episodios de paludismo previamente no llegarán a desarrollar inmunidad contra la enfermedad, por lo que siguen siendo susceptibles de contraerla. Aquí cada caso ha de valorarse individualmente, sopesando la profilaxis, y aconsejando un estado de alerta frente a la enfermedad que permita un rápido diagnóstico y tratamiento.

El uso prolongado de cloroquina (con o sin proguanil) no suele presentar problemas, pero se recomienda una revisión prolongada (para detectar una retinopatía incipiente) cada 6 meses en aquellos que han tomado 300 mg de cloroquina semanales durante más de 5 años (o 100 mg de cloroquina a diario durante más de tres años) y necesitan continuar con la profilaxis (riesgo de retinopatía cuando la dosis total acumulada > 75 gr de cloroquina base).

Los datos indican que la profilaxis de larga duración con mefloquina es eficaz, se tolera bien, sin aumento de afectos adversos graves y que no se alcanzan niveles acumulativos de la droga.

Con doxiciclina hay muy poca experiencia en el uso prolongado. La eficacia y tolerancia a largo plazo de atovacuona-proguanil se desconoce ya ha sido probada, sin toxicidad, durante más de 6 meses en un contingente de soldados daneses. En la actualidad no existen restricciones a su uso prolongado.

2. VIAJEROS DE CORTA ESTANCIA O MUY FRECUENTES

Es el caso de viajeros de negocios o tripulaciones de líneas aéreas, etc. En estos casos se debe valorar la profilaxis en

contra del autotratamiento como medida más adecuada. En caso de reservar la quimioprofilaxis deberán mantener una rigurosa autoprotección y estar preparados para un
cuadro de malaria (llevar autotratamiento si no es posible disponer de asistencia facultativa inmediata).

Para los viajeros de corta estancia o de estancia más prolongada pero con una exposición de riesgo muy corto, las profilaxis con agentes casuales como atovacuona-proguanil es una buena solución.

3. ESPLENECTOMIZADOS

Tienen mayor riesgo de contraer cualquier tipo de enfermedad infecciosa, por lo que si no pueden evitar el viaje, deben extremar las medidas de prevención.

4. EPILÉPTICOS

No deben tomar cloroquina ni mefloquina. En las zonas donde no hay resistencia a la cloroquina pueden tomar proguanil. En las zonas que si hay resistencia deben tomar doxiciclina, teniendo en cuenta que este fármaco disminuye la vida media de los antiepilépticos.

5. PERSONAS QUE DESARROLLAN TRABAJOS DE PRECISIÓN

No deben tomar mefloquina.

6. - PERSONAS CON INSUFICIENCIA RENAL

Los fármacos más seguros son la mefloquina y la doxiciclina, porque se metabolizan en casi su totalidad en el hígado. En caso de utilizar cloroquina y/o proguanil es necesario ajustar las dosis.

7. - INMIGRANTES

En Europa es frecuente la inmigración desde países donde el paludismo es un problema de Salud y no debemos olvidar que los inmigrantes pierden su inmunidad, por lo que ellos, y muchos más sus hijos nacidos en zonas no palúdicas, están en riesgo durante un viaje a zonas endémicas. Debiendo realizar la prevención igual que el resto de viajeros.

8. MUJERES EMBARAZADAS

El paludismo en una embarazada incrementa el riesgo de mortalidad materna, de mortandad neonatal y de parto prematuro. Debería evitarse viajar a zonas donde existe transmisión de malaria, especialmente si son zonas endémicas de por P falciparum resistente a la cloroquina; en caso de hacerlo han de extremarse las medidas de barrera: los repelentes formulados con DEET y las telas mosquiteras impregnadas con piretroides son seguras durante el embarazo (no exceder las dosis).

Con respecto a la quimioprofilaxis en aquellas áreas sin resistencia a cloroquina se debe realizar profilaxis con cloroquina. En áreas con resistencia a cloroquina se recomienda la toma de cloroquina combinada con proguanil durante el primer trimestre de gestación y continuar con mefloquina a partir del segundo trimestre.

Aquellas mujeres que habiendo recibido profilaxis con mefloquina o doxiciclina decidan quedarse embarazadas deben esperar doce semanas en el caso de mefloquina y una semana en el caso de la doxiciclina.

9. NIÑOS

El paludismo por P. Falciparum es una emergencia médica en niños pequeños y puede ser rápidamente mortal. Los síntomas iníciales son atípicos y difíciles de reconocer y aunque la fiebre es el signo cardinal, presentan síntomas iníciales engañosos, como vómitos, diarrea, tos o sobreinfecciones respiratorias y en pocas horas pueden surgir complicaciones que ponen en peligro la vida de los pequeños.

La OMS advierte que no es recomendable llevar a lactantes y niños pequeños a zonas con paludismo, sobre todo si son zonas de trasmisión de P falciparum resistente a la cloroquina. En caso de viajar se debe extremar las medidas de barrera y realizar la profilaxis antipalúdica correcta, con una dosificación adecuada que a veces resulta difícil ya muchos de estos fármacos no se comercializan de forma pediátricas.

La prevención se realiza en función de áreas sin resistencia a la cloroquina o con resistencias y según peso del niño. En la siguiente tabla se puede comprobar las pautas recomendadas.

Áreas sin resistencia a cloroquina	
	• *Cloroquina semanal (apto durante todo el embarazo).*
Áreas con resistencia a cloroquina	
Peso < 5 Kg	• *Cloroquina, dosis de 5 mg/kg, máximo 300 mg, una vez a la semana, asociado a Proguanil, dosis de 4 mg/Kg, máximo 200 mg, una vez al día, comenzando ambos 1 semana antes y hasta 4 semanas del regreso.*
Peso > 5 Kg y < 11 Kg	• *Cloroquina-Proguanil.* • *Mefloquina, dosis de 5 mg/Kg, máximo 250 mg, una vez a la semana, comenzando 1 semana antes y hasta 4 semanas del regreso.*
Peso > 11 Kg	• *Cloroquina-Proguanil.* • *Mefloquina.* • *Atovacuona-Proguanil, 1 comprimido pediátrico por cada 10 Kg, una vez al día, comenzando 1-2 días antes y hasta 7 días del regreso.*
Otras opciones menos utilizadas	• *Doxiciclina, dosis de 2 mg/kg, máximo 100 mg, una vez al día, comenzando 1-2 días antes y hasta 4 semanas del regreso, contraindicada en < 8-10 años.* • *Primaquina, dosis de 0,5 mg/Kg, máximo 30 mg, una vez al día, comenzando 1-2 días antes y hasta 7 días del regreso, contraindicada en < 4-5 años.*
Embarazo	• *Cloroquina combinada con proguanil durante el primer trimestre de gestación y continuar con mefloquina a partir del segundo trimestre.*

En las siguientes tablas observamos los antipalúdicos y su utilización en embarazo, lactancia e infancia:

Antipalúdico	Uso en el embarazo y lactancia	Uso en la infancia	Comentarios
Doxiciclina y tetraciclinas	• *No apto durante todo el embarazo* • *No apto durante lactancia*	• *No apto en niños < 8 años*	• *Osteogénesis anormal e hipoplasia permanente del esmalte dental*
Atovacuona-proguanil	• *No apto (desconocido) durante el embarazo* • *No apto durante lactancia*	• *Apto en niños > 11 Kg* • *En USA aprobado en niños > 5 Kg*	• *No hay datos referentes al embarazo y lactancia* • *No hay datos referentes a niños < 4 años*
Primaquina	• *No apta durante todo el embarazo*	• *No apta en niños < 1 año*	• *Anemia hemolítica en el feto y en niños pequeños*

Antipalúdico	Uso en el embarazo y lactancia	Uso en la infancia	Comentarios
Cloroquina	• *Apto durante todo el embarazo*	• *Apto a cualquier edad y peso*	
Proguanil	• *Apto durante todo el embarazo*	• *Apto a cualquier edad y peso*	• *Algunos autores recomiendan la toma de ácido fólínico durante el 1er trimestre*
Pirimetamina -sulfadoxina	• *No apto en embarazadas a término* • *No apto en lactantes*	• *No apto en niños < 2 meses*	• *Kernicterus en el neonato*
Mefloquina	• *Probablemente apto durante el 1er rimestre* • *Apto durante 2º y 3er trimestre*	• *Apto a cualquier edad y peso (algunos autores limitan su uso a niños < 5 Kg)*	• *Podría producir un aumento de la mortalidad fetal durante el 1er trimestre.* • *Dificultad para dar dosis exacta en niños pequeños ya que la tableta es de 250 mg.* • *La tasa de efectos neuropsiquiátricos en niños es mucho menor que en adultos. Por el contrario, los vómitos son muy frecuentes, más cuanto más joven es el niño, lo que disminuye la eficacia, incluso si se retrata después de los vómitos*

4. PAUTAS DE AUTODIAGNOSTICO Y AUTOTRAMIENTO DE EMERGENCIA

En la actualidad se dispone de un método fiable, sencillo y rápido que detecta mediante inmunocromatograia, antígenos en sangre de *Plasmodium.* El viajero puede realizar la prueba extrayendo una gota de sangre del dedo y siguiendo las indicaciones del fabricante, aunque se ha visto como la mala realización de esta prueba implica poder obtener falsos negativos, por tanto se recomienda a los viajeros que lleven estos kits que tengan práctica en su uso antes de viajar a zona palúdica.

Durante un viaje en numerosas ocasiones no se podrá disponer de asistencia facultativa adecuada y fiable en un plazo de 24 horas desde la aparición de un síndrome febril, especialmente si se encuentran en lugares remotos. En estos casos, se aconseja al viajero llevar consigo medicamentos antipalúdicos para su auto-administración (tratamiento de reserva para emergencias, TRE).

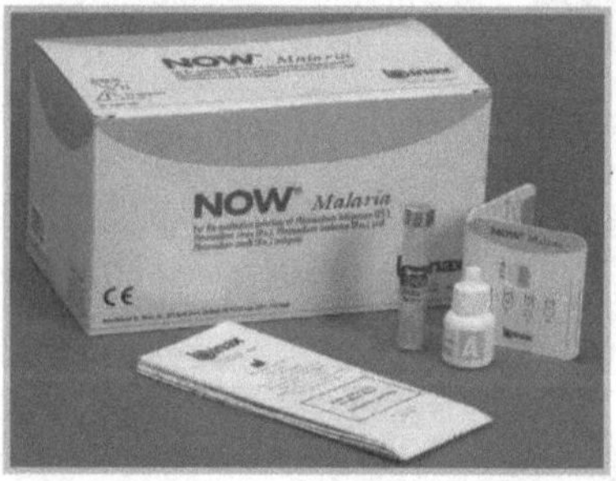

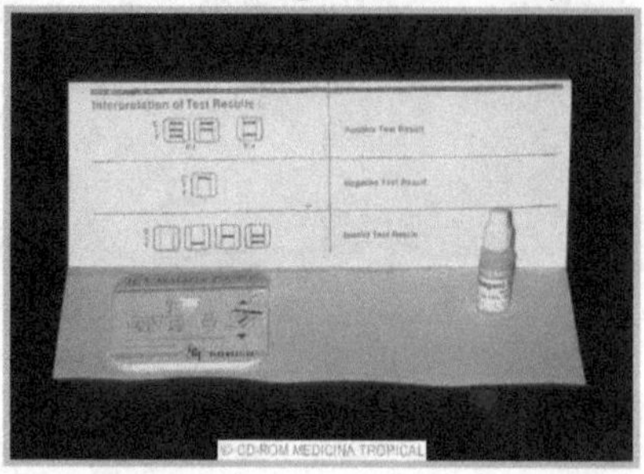

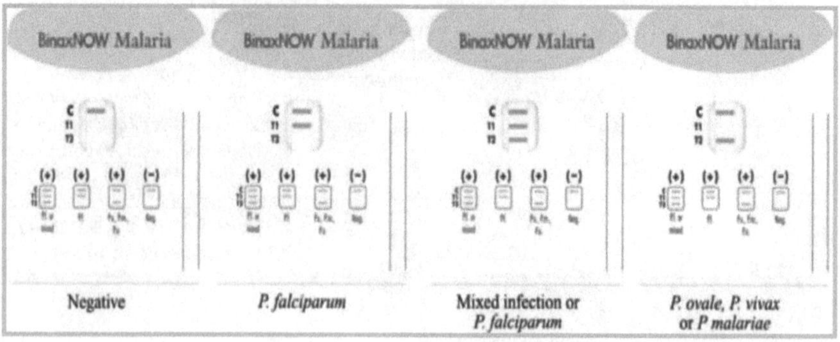

La OMS define el **TRE** como aquel tratamiento administrado por el propio paciente en caso de sospecha de malaria, sin que éste pueda tener acceso a una atención facultativa en un periodo de 24 horas tras el inicio de los síntomas. El objetivo es reducir las complicaciones del diagnóstico y tratamiento tardío y/o evitar la toxicidad de la profilaxis en determinados viajeros. Los viajes de menos de 7 días a zonas de riesgo no precisan llevar el TRE (ya que el periodo de incubación es de más de 7 días y en caso de adquirir la enfermedad la desarrollarían al regreso de su viaje).

El **TRE puede estar indicado**: en viajeros que hacen frecuentes estancias de corta duración en zonas de riesgo a lo largo del tiempo; viajes sin profilaxis a zonas de baja endemia o endemicidad estacional; residentes de larga estancia en zonas endémicas, en combinación o no con profilaxis; viajeros de riesgo que se nieguen a tomar profilaxis; viajeros con contraindicaciones a los fármacos antipalúdicos; viajeros sin ruta definida que pueden cambiar de destino pasando a zonas palúdicas o a zonas de multiresistencia. Todos estos viajeros pueden preferir reservar la quimioprofilaxis solo para áreas y estaciones climáticas de alto riesgo; sin embargo deben seguir manteniendo rigurosas medidas de autoprotección frente a las picaduras de mosquitos y estar preparados por si surge la enfermedad.

Aquellos viajeros a los que en la consulta del viajero se les recomiende el TRE deberán recibir información precisa sobre los síntomas del paludismo, de las pautas de tratamiento, de los posibles efectos adversos de los fármacos y de las acciones a realizar en caso de que el tratamiento fracase. **Los viajeros deben saber que el autotratamiento es una medida de primeros auxilios y que deben consultar a un facultativo cuanto antes.**

En general, los viajeros que llevan **TRE deben seguir las siguientes directrices**:

- Consultar a un facultativo inmediatamente si aparece fiebre, una semana o más después de haber entrado en una zona con riesgo de paludismo.

- Si es imposible consultar a un médico y/o establecer un diagnóstico en un plazo de 24 horas desde la aparición de la fiebre, iniciar el TRE y buscar asistencia tan pronto como sea posible, para poder excluir otras causas graves de fiebre.

- El fármaco que se utiliza no debe ser el mismo que se utilizó como quimioprofilaxis.

- Es menos probable que se produzcan vómitos con los antipalúdicos si, en primer lugar, se baja la fiebre con antipiréticos. Si el vómito se produce en un plazo de 30 minutos desde la toma del antimalárico, se debe tomar una segunda dosis completa, y si se produce 30-60 minutos después de una dosis, se debe tomar media dosis adicional. Los vómitos acompañados de diarrea pueden dar lugar a que falle el tratamiento por una mala absorción del medicamento.

- Completar el TRE y reanudar la profilaxis antipalúdica 1 semana después de la primera dosis del tratamiento.

Las **opciones de fármacos para el TRE**, son las mismas que para el tratamiento del paludismo. La elección dependerá del tipo de paludismo existente en la zona y del régimen quimioprofiláctico administrado (existen variaciones en las recomendaciones según el organismo que las realice). El artemeter/lumefantrina y las artemisinas han sido registrados en diferentes países para su uso como tratamiento de emergencias para viajeros.

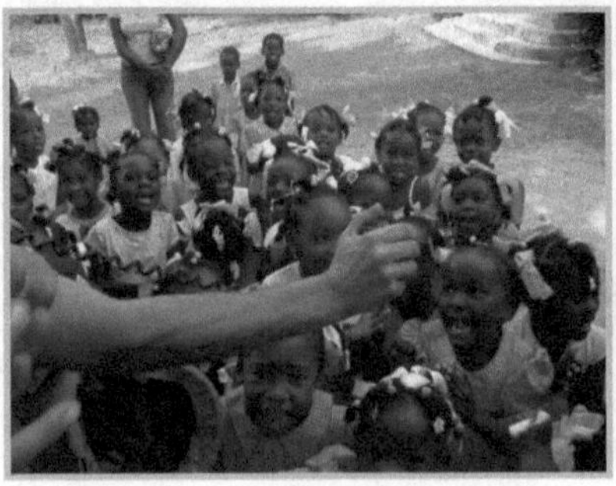

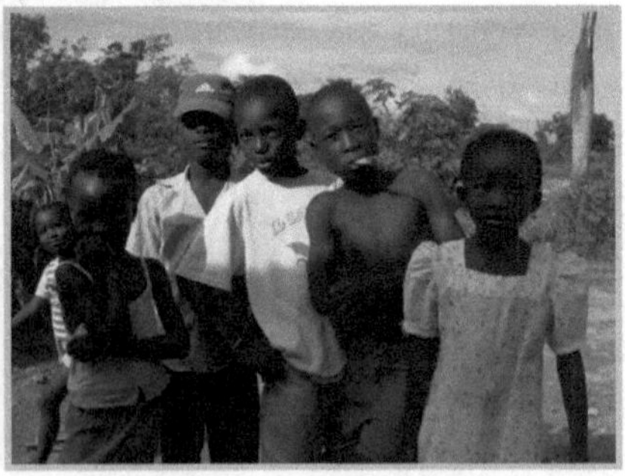

FARMACO	POSOLOGIA	CONTRAINDICACION	INDICACION
Mefloquina (Lariam)	Adultos: >60 kgs 2 caps/8 horas < 60 kgs 2 caps+ 2 caps a intervalos de 8 horas	Epilepsia, enf.psiquiátricas, arritmias, toma de beta bloqueantes, antag. de calcio y antihistamínicos, primer trimestre del embarazo y trabajos de destreza tempo espacial	En todas las áreas de baja prevalencia excepto: Lagos, Vietnam, Tailandia, Bangladesh, Birmania, Camboya, Norte de Namibia, Botsuana y Zimbabue.
Cloroquina (Resochin)	Primer día: 6 caps en una toma, 6 h. más tarde tomar 3 caps. Segundo día: 3 caps en una toma Tercer día: 3 caps en una toma	Retinopatía o deterioro del campo visual, trastorno del sistema sanguineo, déficit de G6PD, lactancia, miastenia gravis, psoriasis, epilepsia.	Resistencias Universales excepto en: México, áreas de Centroamérica situadas al oeste de Panamá, Caribe, Este Asiático y Oriente Medio
Atovacuona/ Proguanil (Malarone)	Adultos > 40 kg 4 caps día en una toma/3 días	Embarazo, lactancia, niños <5 kgs, insuficiencia renal Normalmente bien tolerado	En todas las áreas de baja prevalencia de malaria
Artemeter/ Lumefantrina (Riamet)	Adulto: Primer días: 4 caps una toma y tras 8 horas otras 4 caps Segundo día: 4 caps/12h Tercer día: 4 caps/12 horas	Embarazo, arritmias. Alarga QT, tratamiento conjunto con algunos antihistamínicos no sedantes	En todas las áreas de baja prevalencia de malaria

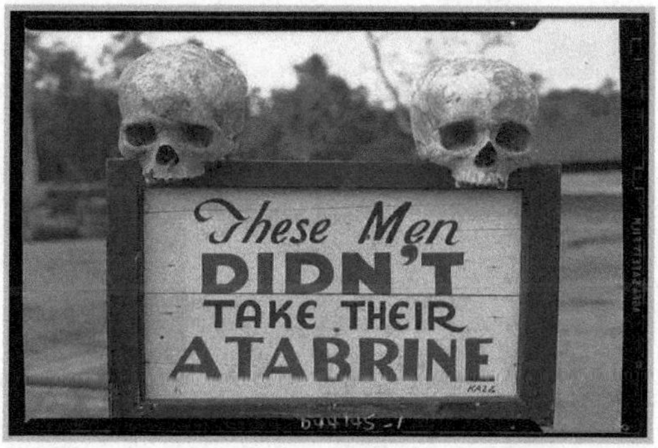

IDEAS CLAVES

- El incremento que se ha producido (y que se prevé) en el número de personas que viajan a todos los lugares del mundo, incluyendo el auge a países tropicales, provoca que muchos viajeros estén en contacto con enfermedades infecciosas diferentes a la de su entorno habitual que pueden suponer un importante riesgo para la salud.

- La alta incidencia de Malaria y el resurgir en muchas regiones del planeta, hacen que exista un riesgo potencial para los viajeros en dichas áreas y aconsejan un conocimiento profundo por parte de los profesionales de la salud de la epidemiologia, manifestaciones clínicas y opciones de prevención y control de esta enfermedad.

- El viajero debe conocer los riesgos a los que se enfrentan para adoptar las medidas de prevención y control adecuado de las mismas.

- Los viajeros que regresen a su país deben recordar a sus facultativos de cualquier viaje a zonas de riesgo de paludismo durante los 12 meses previos.

- La fiebre, al regreso de una zona endémica de paludismo, es una urgencia médica y hay que descartar siempre malaria

- La adopción de medidas de prevención, deben iniciarse, en el país de origen, solo así puede garantizarse una auténtica coherencia y continuidad del esfuerzo preventivo.

- La estrategia de prevención de la malaria en viajeros descansa en los siguientes pilares fundamentales:

- Informar al viajero de la enfermedad (ser consciente del riesgo).
- Usar medidas de barrera que limiten las picaduras de las vectores.
- Tomar la quimioprofilaxis de manera adecuada.
- Posibilidad de autodiagnóstico y autotratamiento.

- Consideramos la **Educación Sanitaria,** por personal adecuadamente formado, una medida fundamental para prevenir la enfermedad, tenemos que concienciar a los viajeros de la importancia de la misma debiendo ser capaces de dar **información**, clara y concisa, y que incluya, una descripción general de la enfermedad, de cómo se trasmite, del periodo de incubación, de cómo se manifiesta, de lo importante que es un diagnóstico y tratamiento temprano que evite la aparición de complicaciones, así como también de informar de las medidas de prevención más adecuadas a cada viajero.

- Dado que ningún régimen farmacológico garantiza una protección total, es fundamental la aplicación de las medidas generales para evitar las picaduras del vector.

- Los antipalúdicos no están exentos de toxicidad y no es grato tomarlos, pero por otro lado, la malaria es una enfermedad que puede ser muy grave por lo que hay que hacer una valoración individualizada del riesgo palúdico e indicar una profilaxis a medida del viajero.

- Consideramos la combinación atovacuona-proguanil una buena opción en la quimioprofilaxis antipalúdica en áreas con malaria por Plasmodium falciparum para viajeros de corta estancia.

BIBLIOGRAFIA

1. - Albright et al. Side effects of mefloquine and compliance with malaria prophylaxis in children. J Travel Med 2002; 9: 289-291.

2. - Angell SY, Cetron MS. Health disparities among travelers visiting friends and relatives abroad. *Annals of internal Medicine.* 2005; 142(1):67-72.

3.- Ansart S, Perez L, Vergely O, Danis M, Bricaire F, Caumes E. Illnesesses in travelers returning from the tropics: a prospective study of 622 patients. *Journal of Travel Medicine.* 2006; 12 (6):312-8.

4. - Ariey F, Duchemin JB, Robert V. Metapopulation concepts applied to falciparum malaria and their impacts on the emergence and spread of chloroquine resistance. Infect Genet Evol. 2003 Feb; 2(3):185-92.

5. - Ashley E, McGready R, Proux S, Nosten F. Malaria. Travel Med Infect Dis. 2006 May-Jul; 4(3-4):159-73.

6. - Bacanaer N, Stauffer B, Bouware DR, Walker PF, Keystonc JS. Travel medicine for Northamerican immigrants visiting friends and relatives. *Journal of the American Medical Association.* 2004; 291 (23): 2856-64.

7.- Bartolomé Regué M, Balanzó Fernández X, Roca Saumell C, Ferrer Argelès P, Fernández Roure JL, Daza López M. Paludismo importado: una enfermedad emergente. *Med Clin (Barc).* 2002; 119 (10):372-4.

8.- Bemelman F, De Blok K, De Vries P, Surachno S, Ten Berge I. Falciparum malaria transmitted by a thick blood smear negative kidney donor. *Scand J Infect Dis.* 2004; 36 (10):769-771

9.- Bottieau E, Clerinx J, Schrooten W, et al. Etiology and outcome of fever after a stay in the tropics. Arch Intern Med. Aug 14-28 2006; 166 (15):1642-1648.

10.- Bottieau E, Clerinx J, Van den Enden E, et al. Fever after a stay in the tropics: diagnostic predictors of the leading tropical conditions. Medicine (Baltimore). Jan 2007; 86 (1):18-25.

11.- Bottieau E, Clerinx J, Van Den Enden E, et al. Imported non-Plasmodium falciparum malaria: a five-year prospective study in a European referral center. Am J Trop Med Hyg. 2006 Jul; 75(1):133-8.

12. - Bouchaud O. Diagnosis and management of imported malaria. Rev Prat. 2005 Apr 30; 55(8):863-74.

13. - Bouchaud O, Cot M, Kony S, et al. Do African immigrants living in France have longterm malarial immunity? Am J Trop Med Hyg. Jan 2005; 72 (1):21-25.

14. - Bruneel F, Hocqueloux L, Alberti C, et al. The clinical spectrum of severe imported falciparum malaria in the intensive care unit: report of 188 cases in adults. *Am J Respir Crit Care Med.* Mar 2003; 167 (5):684-689.

15. - Bueno Marí R, Jiménez Peydró R. Could malaria and dengue reappear in Spain?. Gac Sanit. 2010 Jul-Aug; 24 (4):347-53.

16.- Calleri G, Lipani F, Macor A, Belloro S, Riva G, Caramello P. Severe and complicated Falciparum malaria in Italian travelers. *J Travel Med.* Mar 1998; 5 (1):39-41.

17.- Colwell DD, Dantas-Torres F, Otranto D. Vector-borne parasitic zoonoses: Emerging scenarios and new perspectives. Vet Parasitol, nov 2011; 182(1):14–21.

18. - Cropley I M, Diana N, Lockwood J, Mack D, Pasvol and Davidson R N. Rapid diagnosis of falciparum malaria by using the Parasght F test in travellers returning to the United Kindom: prospective study. BMJ 2000; 321: 484-485.

19.- Danis K, Baka A, Lenglet A, Van Bortel W, Terzaki I, Tseroni M, et al. Autochthonous Plasmodium vivax malaria in Greece, 2011. Euro Surveill.16 (42): 46-51.

20. - Desruisseaux MS, Machado FS, Weiss LM, Tanowitz HB, Golightly LM. Cerebral malaria: A vasculopathy. Am J Pathol 2010; 176 (3):1075-1078.

21.- Elliott JH, O'Brien D, Leder K, et al. Imported Plasmodium vivax malaria: demographic and clinical features in nonimmune travelers. *J Travel Med* 2004; 11 (4):213-7.

22.- Fleta J, García M, Clavel A, Llorente MT. Paludismo en la infancia y otros agentes infecciosos. *Med Clin (Barc).* 2003; 120 (1):638-9.

23.- Gascón J. Paludismo importado por inmigrantes. *Anales del Sistema Sanitario de Navarra.* 2006; 29 (supl1): 121-5.

24.- García López Hortelano, M. Fumadó Pérez V. González Tomé MI. Actualización en el diagnóstico y tratamiento de la malaria. An Pediatr (Barc). 2013; 78:124.

25.- Gascón Brustenga J. Protocolo del síndrome febril en viajeros procedentes de países tropicales. Medicine 2002; 8 (70): 3775-3777.

26.- González A, Muñoz J, Castro P, et al. Severe imported malaria in adults: retrospective study of 20 cases. Am J Trop Med Hyg 2009; 81: 595- 9.

27. - Grennwood BM, Bojang K, Whitty CJM, Target GAT. Malaria. *Lancet.* 2005; 365: 1487-98.

28. - Hervius H, Nilson J et Tregell A. Malaria Risk in Travellers. Emerging Infectations Diseases 2005; 11 (3): 436-441.

29. - Jain SK, Persaud D, Perl TM, Pass MA, Murphy KM, Pisciotta JM, et al. Nosocomial malaria and saline flush. Emerging infectious diseases. 2005 Jul; 11 (7):1097-9.

30. - Jelinek T, Schulte C, Behrens R, et al. Imported Falciparum malaria in Europe: sentinel surveillance data from the European network on surveillance of imported infectious diseases. *Clin Infect Dis.* Mar 1 2002; 34 (5):572-576.

31. - Jelinek T, Nothdurft HD, Loscher T. Malaria in Nonimmune Travelers: A Synopsis of History, Symptoms, and Treatment in 160 Patients. *J Travel Med.* Dec 1 1994; 1 (4):199-202.

32. - Jennings RM, JB DES, Todd JE, et al. Imported Plasmodium falciparum malaria: are patients originating from disease-endemic areas less likely to develop severe disease? A prospective, observational study. *Am J Trop Med Hyg.* Dec 2006; 75 (6):1195-1199.

33.- Junyent M, Núñez S, Miró O. Urgencias médicas del inmigrante adulto. *Anales del Sistema Sanitario de Navarra.* 2006; 29 (supl1):27-34.

34. - Kain KC, Harrington MA, Tennyson S, Keystone JS. Imported malaria: prospective analysis of problems in diagnosis and management. Clin Infect Dis 1998; 27 (1): 142-9.

35.- Karunaweera ND, Wijesekeras SK, Wanasekera D, Mendis KN, carter R: The Paroxysm of Plasmodium vivax malaria. Trends Parasitol 2003, 19: 188-193.

36.- Kyriacou DN, Spira AM, Talan DA, Mabey DC. Emergency department presentation and misdiagnosis of imported falciparum malaria. Ann Emerg Med 1996; 27 (6): 696-9.

37. - Lacerda MV, Mourão MP, Alexandre MA, Siqueira AM, Magalhães BM, Martinez-Espinosa FE, et al. Understanding the clinical spectrum of complicated Plasmodium vivax malaria: a systematic review on the contributions of the Brazilian literature. Malar J. 2012 Jan 9; 11-12.

38.- Ladhani S, Khatri P, El-Bashir H, Shingadia D. Imported malaria is a major cause of thrombocytopenia in children presenting to the emergency department in east London. Br J Haematol. 2005 Jun; 129(5):707-9.

39.- Lagares Serrano D, Mora Arias JI. Morbilidad en inmigrantes subsasaharianos en un área urbana. *Med Clin (Barc).* 2004; 122 (11):437-9.

40. - Leder K, Black J, O'Brien D et al. Malaria in travelers: a review of the GeoSentinel surveillance network. Clin Infect Dis 2004; 39;1104-12.

41. - Leder K, Tong S, Weld L et al. Illness in travelers visiting friends and relatives: a review of the Geosentinel Surveillance Network. *Clinic Infec Dis.* 2006; 43: 1185-93.

42.- López-Vélez R. Paludismo. *Medicine.* 2002; 8(7):3742-50. López-Vélez R. Prevención de la malaria en los viajeros internacionales. *Enfermedades Infecciosas y Microbiología Clínica.* 2003; 21 (5):248-60.

43.- Lopez-Velez R, Bayas JM. Spanish travelers to high-risk areas in the tropics: airport survey of travel health knowledge, attitudes, and practices in vaccination and malaria prevention. *J Travel Med.* Sep-Oct 2007; 14 (5):297-305.

44.- López-Vélez R, Huerga H. Malaria importada en niños. An Esp Pediatr.
2000; 52: 303-304

45.- López-Vélez R, Viana A, Pérez-Casas C, Martín-Aresti J, Turrientes MC, García-camacho A. Clinico-epidemiological study of imported malaria in travelers and immigrants to Madrid. *Journal of Travel Medicine.* 1999; 6 (2):81-6.

46. - Llanos Jk. The reporting and recording of unspecificied malaria in the military 1998-2007. Us Army Medical Department. 2009; 42-45.

47. - Marina CF, Bond JG, Muñoz J, Valle J, Novelo-Gutiérrez R, Williams T. Efficacy and non-target impact of spinosad, Bti and temephos larvicides for control of Anopheles spp. in an endemic malaria region of southern Mexico. Parasit Vectors. 2014 Jan 30; 7: 55-57.

48.- Matteelli A, Volonterio A, Gulletta M, Galimberti L, Marocco S,Gaiera G, et al, 2001. Malaria in illegal Chinese immigrants in Italy. Emerg Infec Dis; 7:1055–8.

49. - McIntosh MP, Batey AJ, Coker SJ, Porter CJ, Charman WN. Evaluation of the impact of altered lipoprotein binding conditions on halofantrine induced QTc interval prolongation in an anaesthetized rabbit model. J Pharm Pharmacol. 2004 Jan; 56(1):69-77

50. - Mejia GA, Alvarez CA, Pulido HH, et al. Malaria in a liver transplant recipient: a case report. *Transplant Proc.* Nov 2006; 38 (9):3132-3134.

51. - Miller LH, Baaruch DI, Marsh K, Doumbo OK: Thr patologenic basic of malaria. Nature 2002,415:673-679

52.- Montes de Oca Arjona M, Saldarreaga Marín J, Pérez Guerrero P, Benítez Carmona J. Paludismo. *Medicine.* 2006; 9 (58):3751-9.

53. - Mouchet J. Airport malaria: a rare disease still poorly understood. Euro Surveill. 2000 Jul; 5 (7):75-6.

54. - Muhlberger N, Jelinek T, Behrens RH, et al. Age as a risk factor for severe manifestations and fatal outcome of falciparum malaria in European patients: observations from TropNetEurop and SIMPID Surveillance Data. *Clin Infect Dis.* Apr 15 2003; 36 (8):990-995.

55. - Muhlberger N, Jelinek T, Gascon J, et al. Epidemiology and clinical features of vivax malaria imported to Europe: sentinel surveillance data from TropNetEurop. Malar J. 2004 Mar 8; 3:5

56. - Newman RD, Parise ME, Barber AM, Steketee RW. Malaria-related deaths among U.S. travelers, 1963-2001. *Ann Intern Med.* Oct 5 2004; 141 (7):547-555.

57.- Nosten F, ter Kuile FO, Luxemburger C, et al. Cardiac effects of antimalarial treatment with halofantrine. Lancet. 1993; 341: 1054 56.

58.- O`Brien D, Tobin S, Brown GV, Torresi J. Fever inrreturned travellers: review of hospital admissions for a 3 year period.Clin Infect Dis 2001; 33:603-609.

59. - O'Brien DP, Leder K, Matchett E, Brown GV, Torresi J. Illness in returned travelers and immigrants/refugees: the 6-year experience of two Australian infectious diseases units. *J Travel Med.* May-Jun 2006; 13 (3):145-152.

60. - Oakley MS, Gerald N, McCutchan TF, Aravind L, Kumar S. Clinical and molecular aspects of malaria fever. Review Article. Trends Parasitol, October 2011; 27(10):442-449.

61. - Opoka RO et al. Inpatient mortality in children with clinically diagnosed malaria as compared with microscopically conmfirmes malaria. Pediatr Infect Dis J 2008; 27: 319-322.

62. - Parola P, Soula G, Gazin P, Foucault C, Delmont J, Brouqui P. Fever in travelers returning from tropical areas: prospective observational study of 613 cases hospitalized in Marseilles, France, 1999-2003. *Travel Medicine and Infectious Diseases.* 2006; 4 (2):61-70.

63.- Puente S, García-Benaya T, Seseña G, González-Lahoz JM. Malaria: conceptos clínicos y terapeúticos. *Enfermedades Emergentes.* 2005; 7 (1):34-9.

64.- Robinson P, Jenney AW, Tachado M, et al. Imported malaria treated in Melbourne, Australia: epidemiology and clinical features in 246 patients. *J Travel Med.* Mar-Apr 2001; 8 (2):76-81.

48.- Rodriguez M, Tome S, Vizcaino L, Fernandez-Castroagudin J, Otero-Anton E, Molina E, et al. Malaria infection through multiorgan donation: an update from Spain. Liver Transpl. 2007 Sep; 13 (9):1302-4.

65.- Rodríguez Guardado A, Huerta González I, Pérez González F, Suárez Gil P. Paludismo importado: dificultades para el diagnóstico y tratamiento. *Med Clin (Barc).* 2004; 123 (10):395-9.

66.- Rotaeche Montalvo V. Paludismo inducido en España, 1971-2000. *Boletín Epidemiológico Semanal.* 2001; 9(13):137-8.

67.- Rotaeche Montalvo V, Hernández Pezzi G, Mateo Ontañón S. Vigilancia epidemiológica del paludismo en España 1996-1999. *Boletín Epidemiológico Semanal.* 2001;9 (3):21-5.

68.- Salvado E, Pinazo MJ, Munoz J, Alonso D, Naniche D, Mayor A, et al. [Clinical presentation and complications of Plasmodium falciparum malaria in two populations: travelers and immigrants]. Enferm Infecc Microbiol Clin. 2008 May; 26 (5):282-4.

69.- Santa-Olalla Peralta P, Vazquez-Torres MC, Latorre-Fandos E, Mairal-Claver P, Cortina-Solano P, Puy-Azon A, et al. First autochthonous malaria case due to Plasmodium vivax since eradication, Spain, October 2010. Euro Surveill. Oct 14; 15 (41):19684.

70. - Scherf A, Lopez-Rubio JJ, Riviere L. Antigenic variation in Plasmodium falciparum. Annu Rev Microbiol, 2008; 62:445-470.

71. - Schlagenhauf P, Steffen R, Loutan L. Migrants as a major risk group for imported malaria in european countries. *Journal of Travel Medicine.* 2003; 10: 106-7.

72. - Schlagenhauf P, Santos-O'Connor F, Parola P. The practice of travel medicine in Europe.Clin Microbiol Infect 2010; 16:203-8.

73.- Scuracchio P, Vieira SD, Dourado DA, Bueno LM, Colella R, Ramos-Sanchez EM, et al. Transfusion-transmitted malaria: case report of asymptomatic donor harboring Plasmodium malariae. Revista do Instituto de Medicina Tropical de Sao Paulo. Jan-Feb; 53(1):55-9.

74.- Sermwittayawong N, Singh B, Nishibuchi M, Sawangjaroen N, Vuddhakul V. Human Plasmodium knowlesi infection in Ranong province, southwestern border of Thailand. Malar J. 2012 Feb 8; 11: 36.

75. - Smith AD, Bradley DJ, Smith V, et al. Imported malaria and high risk groups: observational study using UK surveillance data 1987-2006. *BMJ.* 2008; 337:a120.

76. - Svenson JE, MacLean JD, Gyorkos TW, Keystone J. Imported malaria. Clinical presentation and examination of symptomatic travelers. *Arch Intern* Med *2008: 43: 34-38.*

77. - Talabiska DG, Komar MJ, Wytock DH, Rubin RA. Post-transfusion acquired malaria complicating orthotopic liver transplantation. *Am J Gastroenterol.* Feb 1996; 91 (2):376-379. *45.*

78. - Toovey S, Moerman F, van Gompel A. Special infectious disease risks of expatriates and long-term travelers in tropical countries. Part II: infections other than malaria. *J Travel Med* 2007; 14: 50-60.

79. - Universal access to malaria diagnostic testing: an operational manual. Ginebra, Organización Mundial de la Salud, 2011.

80.- Valencia Basaldúa M, Lapuente Troncoso E, Gutiérrez Garitano I, Gainzarain García I. Patología importada del viajero: paludismo. *SEMERGEN.* 2006; 32(1):16-23.

81.- Valerio L, Guerrero L. Los inmigrantes viajeros. *Atención Primaria.* 2003; 32(6):330-6.

82. - Valerio L, Martinez O, Sabria M, Esteve M, Urbiztondo L, Roca C. High-risk travel abroad overtook low-risk travel from 1999 to 2004: characterization and trends in 2,622 Spanish travelers. J Travel Med 2005; 12: 327-31

83. - Van Genderen PJ, Koene HR, Spong K, Overbosch D. The safety and tolerance of atovaquone/proguanil for the long-term prophylaxis of plasmodium falciparum malaria in non-immune travelers and expatriates. J Travel Med 2007; 14: 92-5.

84. - Van Rijckevorsel GG, Sonder GJ, Geskus RB, Wetsteyn JC, Ligthelm RJ, Visser LG, et al. Declining incidence of imported malaria in the Netherlands, 2000-2007. Malaria journal.9:300-306.

85. - WHO pocket book of hospital care for children: guidelines for the management of common illnesses with limited resources. Ginebra, Organización Mundial de la Salud, 2005

86. - WHO. Guidelines for the treatment of malaria. Second edition, 2010. ISBN: 9789241547925.

87. - World Malaria Report: 2010. World Health Organization. ISBN 978924 1564106.

ENLACES DE INTERÉS

- http://www.astmh.org. American Society of Tropical Medicine and Hygiene
- http://www.cdc.gov/travel/index.htm. Centers for Disease Control (CDC) Health information for international travel
- http://www.doh.gov.uk/traveladvice. UK Department of Health
- http://www.eurosurv.org/update. Eurosurveillance
- http://www.hc-sc.gc.ca/hpb/lcdc/osh/tmp e.html. Health Canada Travel Medicine
- http://www.istm.org. International Society of Travel Medicine
- http://www.malaria.org. Malaria foundation
- http://www.malaria.org. The Malaria Foundation
- http://www.mara.org.za/. Información y mapas de malaria en África
- http://www.mosquito.who.int/malariacontrol. WHO Roll Back Malaria
- http://www.reisemed.ch/TROPIMED/kunoi_tropimed.htm. Tropimed
- http://www.paho.org. Organización Panamaricana de la Salud.
- http://www.rstmh.org. R. S. of Tropical Medicine and Hygiene
- http://www.viajarsano.com. Recomendaciones generales para viajeros.
- http://www.who.int/home-page/index.es.shtml. Organización Mundial de la Salud en español
- http://www.who.int/ith. WHO International travel and health
- http://www.wms.org. Wilderness Medical Society

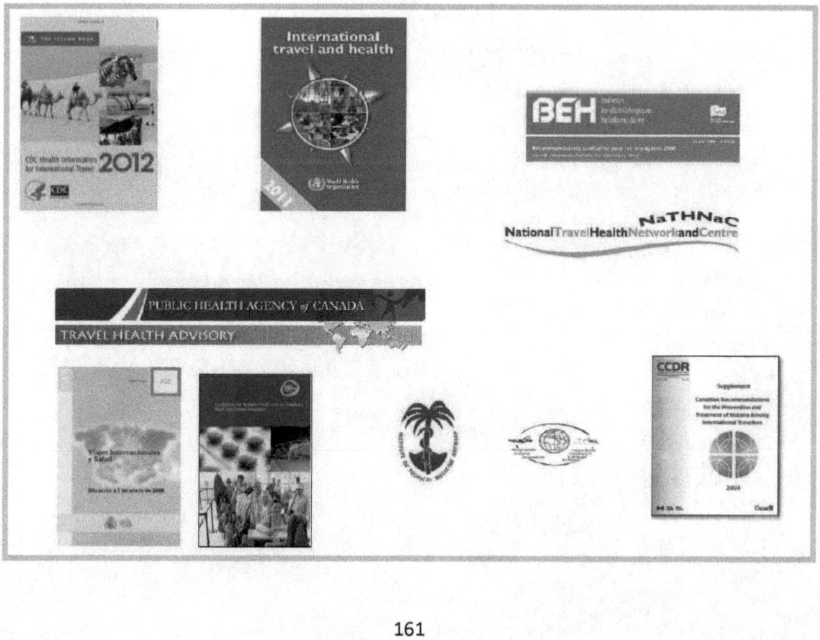

Este libro se terminó de redactar el 21 de Septiembre del 2016 en Aguas del Mar Mediterráneo frente a las costas de Libia

Kolibri 360 GmbH
Ferdinand-Jühlke-Straße 7
99095 Erfurt, Deutschland
produktsicherheit@kolibri360.de

Druck:
CPI Druckdienstleistungen GmbH
im Auftrag der
Kolibri 360 GmbH
Ferdinand-Jühlke-Str. 7
99095 Erfurt